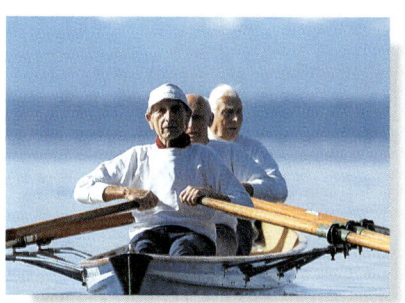

Kraft und Energie wiedergewinnen nach dem

Schlaganfall

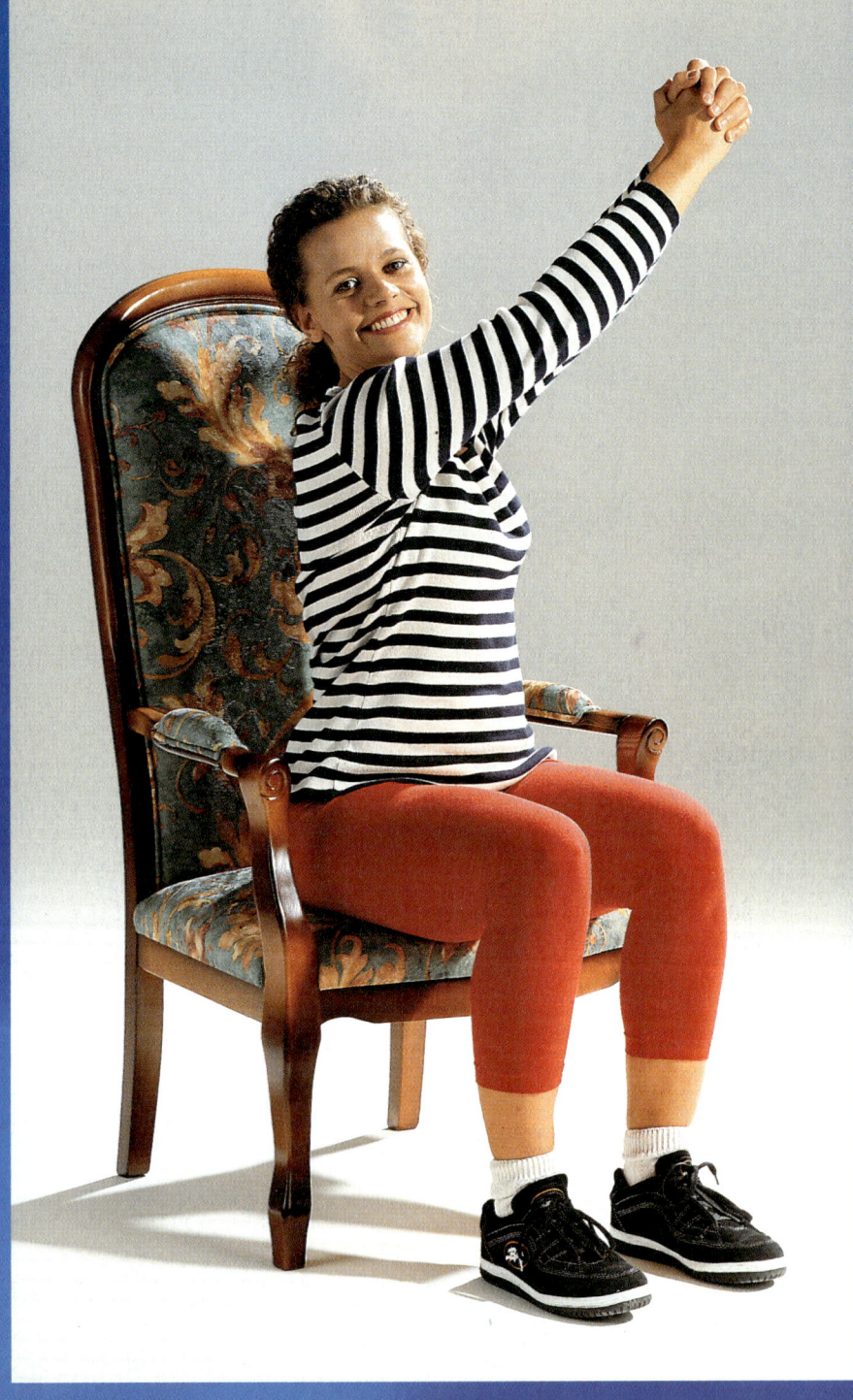

Wolfgang Melcher/Dr. med. Peter L. Kolominsky-Rabas
Dr. med. Hans. H. von Wimpffen (Hrsg.)

Kraft und Energie
wiedergewinnen nach dem
Schlaganfall

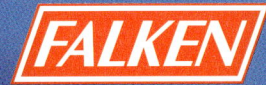

Inhalt

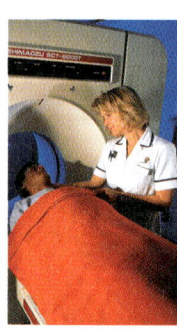

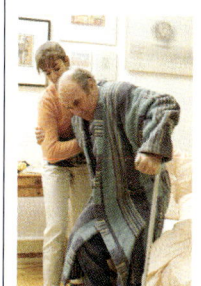

Vorwort

Für wen wurde dieses Buch geschrieben?

Hunderttausende von Mitmenschen erleiden jedes Jahr in Deutschland, Österreich und der Schweiz einen Schlaganfall; er zählt zu den häufigsten Volkskrankheiten mit Todesfolge nach den Erkrankungen des Herz- und Kreislaufsystems und dem Krebs. Die Patienten, die den Schlaganfall überleben, bleiben meist lebenslang schwer behindert und auf fremde Hilfe angewiesen.
Aus meiner ärztlichen Erfahrung im Umgang mit Schlaganfallpatienten weiß ich, wie sehr der Schlaganfall in seinem „blitzartigen Auftreten" von den meisten Betroffenen und Angehörigen wie eine plötzlich hereinbrechende Naturgewalt erlebt wird. Ist der erste Schock verflogen, setzt bei Patienten und Angehörigen ein starkes Bedürfnis nach Information ein. Das Verstehen der Volkskrankheit „Schlaganfall", das Wissen um die Ursachen und die weiteren Behandlungsmöglichkeiten können diese Hilflosigkeit überwinden helfen und sind der erste Schritt zum richtigen Umgang mit dem Schlaganfall.
Das von *Wolfgang Melcher* und mir verfasste Buch soll der Eigeninformation des Lesers mit klaren und verständlichen Worten dienen. Der Aufbau des vorliegenden Buches macht es möglich, dass dieser Ratgeber nicht nur von vorne nach hinten gelesen werden muss, sondern auch als Nachschlagewerk benutzt werden kann.
Dieser Ratgeber wendet sich an zwei Personenkreise: zum einen an *die Schlaganfallpatienten, deren pflegende Angehörige und all die Personen, die mit der Betreuung von Schlaganfallpatienten in ihrem täglichen Leben befasst sind.*
Zum anderen ist dieser Ratgeber an *die Vielzahl der interessierten Laien*, insbesondere an die durch den Schlaganfall besonders gefährdete *Bevölkerungsgruppe der älteren Mitbürger* gerichtet.

Was ist der Inhalt dieses Buches?

Schlaganfallpatienten fühlen sich nach Abschluss der Behandlung im Krankenhaus oder in der Rehabilitationsklinik oft mit ihrer Krankheit allein gelassen. Sie möchten auch nach der Entlassung für sich etwas tun und weitere Fortschritte machen. Sie sind aber damit oft hoffnungslos überfordert. Die Angehörigen oder pflegenden Personen sind in einer ähnlich schlimmen Lage. Die Situation ist für sie völlig ungewohnt, sie haben keinerlei Erfahrungen bei der Versorgung von Schlaganfallpatienten und wissen selten, was genau zu tun ist und wie sie den Schlaganfallpatienten am besten helfen können. Ziel dieses Buches ist es

deshalb, dieses „Loch" in das sehr viele Patienten und Betreuer nach der Entlassung fallen, zu überbrücken und Wege aufzuzeigen, um den durch die Rehabilitation erreichten Zustand zu erhalten und eine weitere Genesung zu erzielen.
Dem betroffenen Patienten soll der Schlaganfall einfach, aber umfassend in seiner Vielfalt dargestellt werden. Dazu gehören die Entstehungsursachen des Schlaganfalls, seine zeitgemäße Behandlung und die Vorteile, aber auch Risiken der verschiedenen Behandlungsmöglichkeiten. Ausführlich wird auf die Rehabilitation und Versorgung des Schlaganfallpatienten in seiner häuslichen Umgebung eingegangen und Möglichkeiten aufgezeigt und erklärt, wie die Folgen des Schlaganfalls vom Patienten besser bewältigt werden können. Zusätzlich werden Hinweise zur Vorbeugung eines erneuten Schlaganfalls gegeben.
Angehörige und alle diejenigen Personen, die mit dem Schlaganfallpatient zu tun haben, müssen von Anfang an in die Rehabilitation eingebunden werden, weil diese nach seiner Entlassung weitergehen muss.
Der vorliegende Ratgeber unterrichtet die Angehörigen und pflegenden Personen deshalb über die wichtigsten Vorbereitungen und Maßnahmen vor und nach der Entlassung nach Hause, er gibt Tipps und Entscheidungshilfen, um das Eingewöhnen des Patienten in seine neue Lebenslage wie auch die des Pflegenden an seine neue Aufgabe zu erleichtern. Unter dem Motto „so viel an Pflege für den Patienten wie nötig, so wenig an Belastung für den Pflegenden wie möglich" werden den Betreuern eine Vielzahl praktischer Anleitungen gegeben, um während der täglichen Pflege stets das Richtige zu tun und Fehler zu vermeiden.
Um die Fortsetzung der „Rehabilitation in den eigenen vier Wänden" zu gewährleisten werden Maßnahmen und Übungen gezeigt, um das während der Behandlung Erlernte zu Hause zu üben und um nachteiligen Krankheitsfolgen vorzubeugen.
Zusätzlich werden praktische Hinweise für den behutsamen Umgang mit dem Schlaganfallpatienten vermittelt.
Seelische Probleme als Folge des Schlaganfalls, Konflikte innerhalb der von der Pflege vereinnahmten Familie sowie die bei Patienten und Betreuern vorhandenen Tabus und Ängste, wie Sexualität und Scham, werden offen besprochen und Lösungswege aufgezeigt.
Besondere Aufmerksamkeit wurde der Inanspruchnahme der ambulanten und stationären Pflegeversicherung geschenkt. Wichtige Entscheidungshilfen für die Beantragung der Pflegeleistungen, Tipps und Empfehlungen für den Umgang mit Behörden und Pflegediensten sowie weiterführende Kontaktadressen der führenden Selbsthilfeorganisationen für Schlaganfallpatienten in Deutschland, Österreich und der Schweiz runden den Inhalt dieses Buches ab.

Erlangen, November 1997
Dr. med. Peter L. Kolominsky-Rabas

Geleitwort

Auch nach einem „überstandenen" Schlaganfall kann sich mancher Patient auf die für ihn so plötzlich geänderte Lebenssituation nicht mühelos einstellen. Häufig schwebt das Schreckgespenst Pflegeheim vor Augen. Dabei hängt die Überwindung der psychischen und körperlichen Folgen, eben der Rehabilitation des Schlaganfalls, direkt von der Motivation des Patienten und der Unterstützung durch Ehepartner, Familie und Freunde ab.

Ziel einer umfassenden Rehabilitation ist es zum einen, die Schlaganfallfolgen zu mindern, und zum anderen, dem Patienten trotz einer eventuell verbleibenden Behinderung dazu zu verhelfen, so gut wie möglich den Verrichtungen des täglichen Lebens, einem Beruf und sozialen Aktivitäten nachzugehen. Rehabilitation kann aber nicht als eine bloße Addition einzelner Maßnahmen angesehen werden, sondern ist ein ganzheitlicher medizinischer und sozialer Prozess. Es wird heute übereinstimmend gefordert, dass die Rehabilitation frühzeitig, d.h. spätestens nach Abschluss der notwendigen Diagnostik und nach einer evtl. erforderlichen Intensivtherapie beginnen soll. Ziel ist die „Rehabilitation von der ersten Stunde an". Die Rehabilitation sollte dann möglichst nahtlos in einer stationären Rehabilitationseinrichtung fortgesetzt werden. Auch nach der Entlassung aus der stationären Rehabilitation sollte sie noch langfristig durch ambulante Einrichtungen oder beim Patienten zu Hause weitergeführt werden, da zwar die meisten funktionellen Verbesserungen in den ersten drei bis sechs Monaten erzielt werden, aber auch danach noch weitere Steigerungen möglich sind.

Um die Patienten in dieser schwierigen Phase nach einem Schlaganfall – und möglicherweise nach der Entlassung aus der stationären Rehabilitation – bei ihren Bemühungen um eine Verbesserung der Symptomatik und Lebensqualität zu unterstützen, haben die Autoren des vorliegenden Werkes einen praktischen Ratgeber zusammengestellt, der auf die meistgestellten und dringenden Fragen des Patienten und seiner Angehörigen verständliche und kompetente Antworten gibt.

Die Stiftung Deutsche Schlaganfall-Hilfe begrüßt das Erscheinen dieses gelungenen Werkes und wünscht seinen Autoren auch weiterhin viel Erfolg bei ihrer so wichtigen Aufgabe der Aufklärung und Betreuung der Patienten vor und nach dem Schlaganfall.

Prof. Dr. med. Karl-Heinz Mauritz
Ärztlicher Direktor der Klinik Berlin
Leiter des Ausschusses „Rehabilitation" der Stiftung Deutsche Schlaganfall-Hilfe

Ursachen

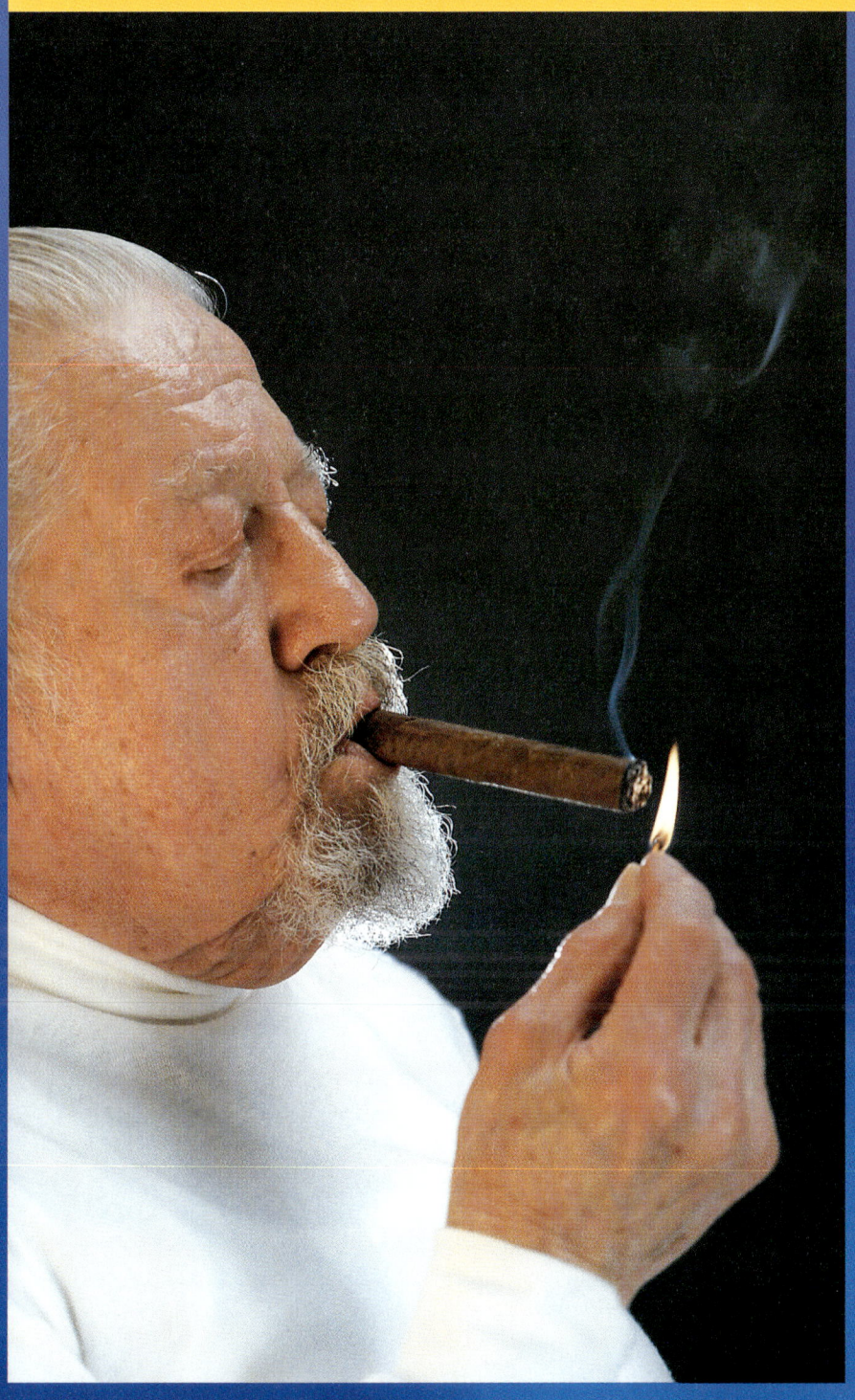

So arbeitet das Gehirn

Ein Schlaganfall ist ein Hirninfarkt, eine Störung der Durchblutung im Gehirn. Um verstehen zu können was dabei genau passiert und wie es dazu kommt, muss man den Aufbau und die Arbeitsweise unseres Gehirns näher unter die Lupe nehmen: Es steuert unter anderem die Bewegung (Motorik), nimmt Eindrücke wahr und verarbeitet sie, ist für unsere Emotionen verantwortlich. Das alles funktioniert nur, wenn die Gehirnzellen mit ausreichend Energie im Form von Sauerstoff und Blutzucker (Glukose) versorgt werden. Zwar macht das Gehirn lediglich rund zwei Prozent des Gesamtkörpergewichts aus, es verbraucht aber 20 Prozent des eingeatmeten Sauerstoffs und etwa ein Viertel der im Blut kreisenden Glukose. Rund 1300 Liter Blut fließen deshalb Tag für Tag durch unser Gehirn.

Versorgt wird das Gehirn über mehrere Blutgefäße, die Schlagadern (Arterien). Für die verschiedenen Bereiche im Gehirn sind jeweils unterschiedliche Schlagadern zuständig (zum Beispiel die Halsschlagadern oder die Wirbelsäulenarterien). Diese Blutversorgungsleitungen sind untereinander verbunden, es gibt Umgehungskreisläufe und Reservegefäße, die im Notfall einspringen können, wenn die Versorgung eines Hirnteils durch den Ausfall einer Schlagader gefährdet ist. Kommt es trotzdem zum Zusammenbruch der Blutversorgung in einem Hirnareal (also einem Schlaganfall), müssen erhebliche Störungen vorliegen.

Verantwortlich für die Blutversorgung ist das Herz. Dort beginnen die Schlagadern, die sich immer weiter verzweigen, auch bis ins Gehirn. Durch diese Gefäße verteilt das Herz sauerstoffreiches Blut im Körper. Schwankungen in der Versorgung (unter anderem durch einen Anstieg des Blutdrucks bei Stress) können bei gesunden Gefäßen schnell ausgeglichen werden, indem die Schlagadern innerhalb kürzester Zeit ihren Durchmesser verändern und so weniger oder eben mehr Blut in das Gehirn lassen.

Entscheidend für die Folgen eines Schlaganfalls ist, in welchem Gebiet des Gehirns die Durchblutungsstörung auftritt. Das Großhirn ist in zwei Halbkugeln aufgeteilt, verbunden durch einen Balken aus über zweihundert Millionen Nervenfasern. Jede der beiden Hälften hat bestimmte Aufgaben. Bei den meisten Menschen ist der linke Teil des Großhirns für Sprache, Lesen, Schreiben, Rechnen und logisches Denken zuständig. In der rechten Gehirnhälfte liegen dagegen die Zentren für bildhaftes und räumliches Denken, für Aufmerksamkeit und individuelle Eigenschaften des Charakters. Sie ist auch für das emotionale, intuitive Denken verantwortlich. Je nachdem, welche Gehirnhälfte von einem

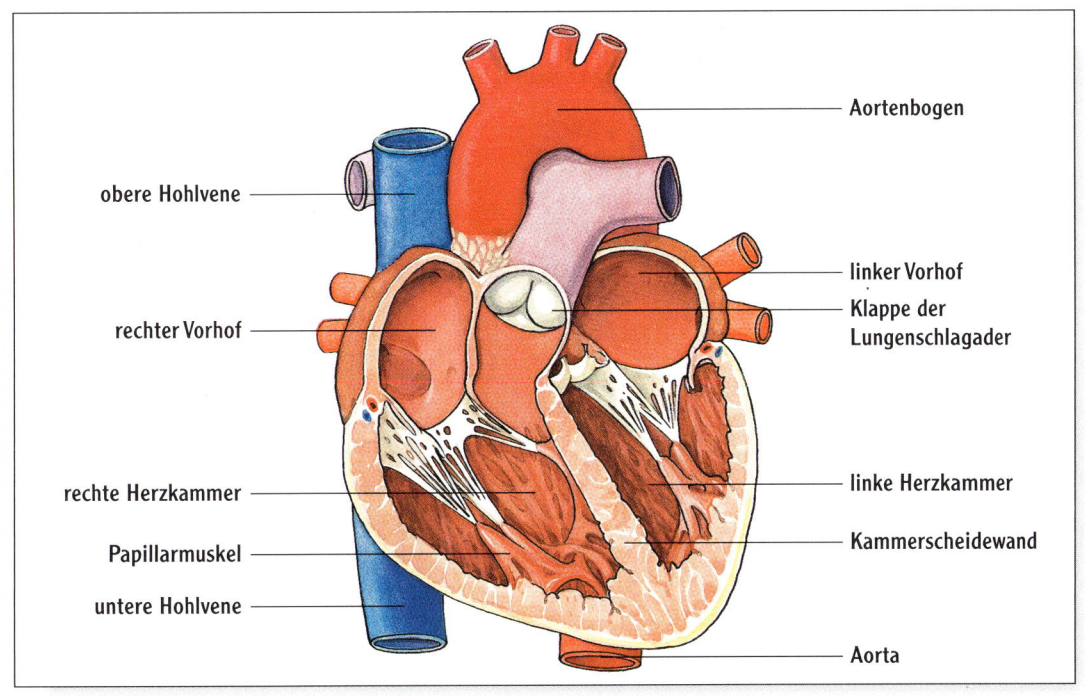

obere Hohlvene

Aortenbogen

linker Vorhof

Klappe der
Lungenschlagader

rechter Vorhof

rechte Herzkammer

linke Herzkammer

Papillarmuskel

Kammerscheidewand

untere Hohlvene

Aorta

Aufbau des Herzens

Schlaganfall betroffen ist, sind also bestimmte Aktivitäten gestört. Eintreffende Empfindungen werden dagegen von beiden Gehirnhälften verarbeitet, genauso wie beide auch Befehle für die Bewegung (Motorik) aussenden. Dabei ist jede Hälfte für die gegenüberliegende Körperseite zuständig. Der linke Arm wird also von der rechten Gehirnhälfte gesteuert und umgekehrt. Ist nach einem Schlaganfall die linke Körperhälfte gelähmt, lag die Störung mit großer Wahrscheinlichkeit in der rechten Großhirnhälfte.

linke Hirnhälfte	rechte Hirnhälfte
kontrollierte Informationsverarbeitung	automatische Informationsverarbeitung
▪ analytisches, logisches Denken (intellektuell) – sprachlich – nacheinander verarbeitend	▪ emotionales, ganzheitliches Denken (intuitiv) – bildlich, räumlich – parallel verarbeitend
▪ bewusstes Erleben	▪ überwiegend unbewusstes Erleben
▪ Willkürhandlungen	▪ Motivation (Wollen)

11

Die Auslöser eines Schlaganfalls

Das Gehirn kann seine vielfältigen Aufgaben nur erledigen, wenn die Blutversorgung völlig in Ordnung ist. Für eine Störung der Durchblutung gibt es vor allem drei mögliche Ursachen:

Mangeldurchblutung

An vier von fünf Schlaganfällen sind Mangeldurchblutungen (Ischämien) schuld. Teile des Gehirns werden von der Sauerstoffversorgung abgeschnitten und dadurch beschädigt. Das kann eine ganze Reihe verschiedener Ursachen haben:

Arterienverkalkung (Arteriosklerose)

Eine Arteriosklerose ist ein Engpass in einem Blutgefäß. Kalk, Blutfette (zum Beispiel Cholesterin) und Blutplättchen, die sich an den Gefäßwänden anheften, verengen die Blutbahnen. Ist eine Arterie (also eine Schlagader, die sauerstoffreiches Blut vom Herz ins Gehirn transportiert) zu mehr als 80 Prozent verschlossen, kann nicht mehr genügend Blut die Engstelle passieren. Fällt dann zusätzlich noch der Blutdruck ab (zum Beispiel durch einen Herz-Kreislauf-Schock), wird der betroffene Bereich des Gehirns nicht mehr durchblutet, man spricht von einer hämodynamischen (durch verminderten Blutfluss bedingten) Ursache der Durchblutungsstörung.

Thrombosen

Aus dem Engpass wird ein Verschluss: Eine Arteriosklerose kann auch dazu führen, dass die Gefäßinnenwand aufbricht. An der Wunde lagern sich Blutplättchen an und verkleben miteinander. Dieses Blutgerinnsel (Thrombus) wächst weiter und kann schließlich das Gefäß ganz verschließen.

Embolien

Auch aus einem zweiten Grund sind Thrombosen sehr gefährlich: kleine Teile können sich ablösen und mit dem Blutstrom bis ins Gehirn gespült werden. Dort dringen sie bis in kleinere Gefäße vor, in denen sie stecken bleiben und so ein wichtiges Blutgefäß verschließen (arterio-arterielle Embolie, der Verschluss stammt aus einer Arterie). Löst sich der Pfropf nicht schnell wieder auf, kommt es zum Schlaganfall. Häufig bilden sich Blutgerinnsel aber auch im Herz und gelangen über eine der Schlagadern ins Gehirn. Ursache für solche kardialen Embolien können Herzrhythmusstörungen, ein Herzinfarkt, eine Schädigung der Herzklappen oder eine vorausgegangene Herzoperation sein.

Andere Ursachen

Sehr selten können entzündliche Gefäßerkrankungen, Störungen der Blutgerinnung oder bestimmte Medikamente eine Mangeldurchblutung auslösen. Auch bei jüngeren Menschen sind Schlaganfälle keine absolute Seltenheit mehr. Meist ist dabei keine der oben genannten Ursachen Auslöser für den Hirninfarkt. Vielmehr scheint Rauchen – vor allem in Kombination mit der Antibabypille und Migräne – als Risikofaktor gerade für junge Menschen entscheidende Bedeutung zu haben.

Hirnblutungen

Nicht Blutmangel sondern eine Blutung im Inneren des Gehirns ist verantwortlich für zehn bis 15 Prozent aller Schlaganfälle. Ursache ist meist erhöhter Blutdruck über längere Zeit. Die Hirngefäße werden dadurch dauerhaft stark belastet – bis sie irgendwann dem Druck nicht mehr standhalten und platzen. Weitere mögliche Ursachen für Hirnblutungen sind sehr selten: angeborene Gefäßstörungen, Tumore, Blutgerinnungsstörungen oder schwere Entzündungen.

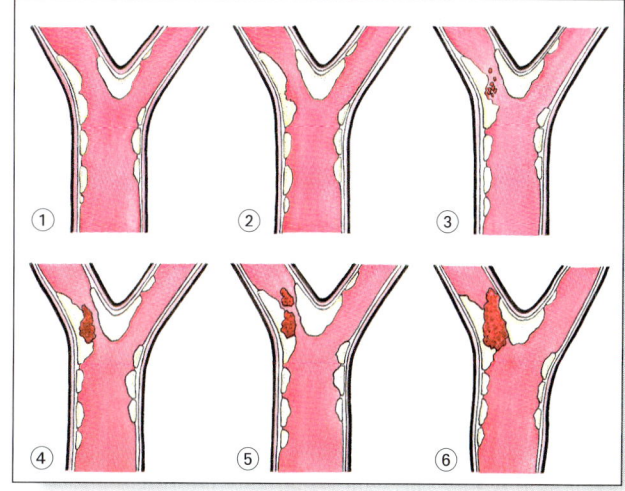

Gefäßveränderungen:
1. Arteriosklerotische Auflagerungen
2. Ulzeration der Auflagerung
3. Verklumpung der Blutplättchen (Embolisierung)
4. Aufgepfropfte Thrombosenbildung
5. Abriss eines Thrombosenteils
6. Verschluss durch Thrombose

Subarachnoidalblutung

Dies ist eine Sonderform der Hirnblutung: Sub heißt unter, Arachnoidea ist ein Teil der weichen Hirnhaut, die das Gehirn umgibt. Bei manchen Menschen bilden die Gefäße, die das Hirn mit Blut versorgen, beim Durchtritt durch die Hirnhaut eine sackförmige Ausbuchtung (Aneurysmen; die Veranlagung ist meist angeboren). Platzen diese, strömt Blut zwischen die Gehirnoberfläche und die weiche Hirnhaut. In 40 Prozent der Fälle tritt

das Blut dann auch ins Hirngewebe ein. Gefäßdefekte können durch eine Erhöhung des Kopfinnendrucks ausgelöst werden, zum Beispiel beim Geschlechtsverkehr, dem Heben schwerer Gegenstände, durch starkes Drücken und Pressen beim Stuhlgang oder Erbrechen.
Subarachnoidalblutungen sind für rund fünf Prozent aller Schlaganfälle verantwortlich und kommen vor allem bei jüngeren Menschen vor. Das wichtigste Symptom sind plötzlich einsetzende, heftigste, unerträgliche Kopf- und Nackenschmerzen.

Was bei einem Schlaganfall im Gehirn passiert

Die Nervenzellen werden innerhalb von Minuten zerstört, wenn die Blutversorgung unter 20 Prozent sinkt. Zwar können benachbarte Blutgefäße einen Teil der Versorgung übernehmen, doch lang halten sie die zusätzliche Belastung nicht durch: Für vier bis sechs Stunden kann im Infarktgebiet noch ein minimaler Zellstoffwechsel aufrechterhalten werden. Wird die Durchblutung in dieser Zeitspanne wiederhergestellt, bestehen Chancen, dass keine dauerhaften Schäden und Ausfallerscheinungen zurückbleiben.

Zerstört werden übrigens nicht nur die Nervenzellen, die direkt vom Schlaganfall betroffen sind, sondern auch Nachbarzellen sterben durch eine elektrische und chemische Kettenreaktion, die durch Impulse ausgelöst wird, ab.

Doch nicht bei jeder Durchblutungsstörung muss es so weit kommen. Experten unterscheiden vier Stadien eines Schlaganfalls (bzw. seiner Vorstufen):

Asymptomatische Stenose (Gefäßengpass)

Diese leichteste Form der Durchblutungsstörung gehört genau genommen noch nicht zum Schlaganfall, da sie ohne Symptome bleibt: Zwar ist eine Arterie eingeengt, doch das verursacht keinerlei Beschwerden.

Asymptomatische Stenosen (Gefäßengpässe) sind relativ häufig: Sie können bei jedem vierten Erwachsenen über 50 Jahre nachgewiesen werden. Eine Behandlung ist in der Regel nicht notwendig.

Transitorische ischämische Attacke (TIA) (kurze Durchblutungsstörung)

Die TIA ist eine kurze Durchblutungsstörung (höchstens 24 Stunden lang), die sich völlig zurückbildet. Die Hälfte aller TIAs dauert weniger als zehn Minuten, Symptome sind meist ein flüchtiges Schwächegefühl, leichte Gefühlsstörungen in Armen, Beinen oder im Gesicht. Auch Schwierigkeiten beim Sprechen kommen nicht selten vor (weitere Warnsignale siehe Seite 33).

Ob das Gewebe beschädigt wird, hängt von der Dauer der Unterversorgung ab und davon, wie gut Umgehungskreisläufe im Notfall einspringen. Harmlos sind TIAs aber auf keinen Fall: Bei den Betroffenen ist das Schlaganfallrisiko nach diesem Ereignis im Durchschnitt um das Sechsfache erhöht! Sie sollten sich daher sorgfältig neurologisch und – da diese Menschen auch ein höheres Herzinfarktrisiko haben – kardiologisch untersuchen lassen. Außerdem sollten sie möglichst alle Risikofaktoren ausschalten (siehe Seite 22–29).

Partiell reversibles ischämisches neurologisches Defizit (PRIND) (länger anhaltende Durchblutungsstörungen)

Auch bei diesen Durchblutungsstörungen bleiben keine nennenswerten Folgeschäden zurück (reversibel = sich wieder zurückbildend), obwohl sie länger als einen Tag andauern. Die Rückbildung von Ausfällen und Störungen, die durch die Mangeldurchblutung entstehen können, nimmt allerdings mehr Zeit in Anspruch als bei einer TIA (je nach Schwere bis zu einer Woche, manchmal können sogar ein bis zwei Monate vergehen, bis alle Folgeerscheinungen verschwunden sind). In vielen Fällen kann der Arzt bei Untersuchungen (zum Beispiel mit der Kernspintomographie, siehe Seite 19) nach einem PRIND abgestorbenes Hirngewebe nachweisen.

Das Risiko eines nachfolgenden Schlaganfalls ist wie bei einer TIA um das Sechsfache erhöht! Eine genaue Abklärung der Risikofaktoren, die zur Entstehung des PRIND geführt haben, sowie gegebenenfalls eine Behandlung ist daher unbedingt erforderlich.

Ischämischer Schlaganfall (vollendeter Hirninfarkt)

Treten neurologische Störungen in ihrer gesamten Ausprägung auf, die sich nicht oder nur teilweise zurückbilden, handelt es sich um einen vollendeten Hirninfarkt (man spricht auch von einem ischämischer Schlaganfall). Je nachdem, wo die Durchblutungsstörung genau auftritt und wie viel Gewebe sie beschädigt, sind die Auswirkungen mehr oder weniger schwer. Als Folge kann zum Beispiel eine Körperhälfte gelähmt bleiben, die Fähigkeit zu sprechen, schreiben und rechnen gestört sein. Auch Beeinträchtigungen der Sinnesleistungen (vor allem des Sehens), Lämungen und Verkrampfungen der Muskulatur, Beeinträchtigungen der Hautempfindung und der Körperkontrolle, Schmerzen, Gleichgewichts-, Haltungs- und Schluckstörungen können nach einem ischämischen Schlaganfall zurückbleiben – teilweise sogar für immer. Andererseits gibt es aber auch vollendete Hirninfarkte die „klinisch stumm" bleiben, das heisst bei denen überhaupt keine Behinderungen zurückbleiben.

Beim ischämischen Schlaganfall sind die neurologischen Störungen meist sehr schwer

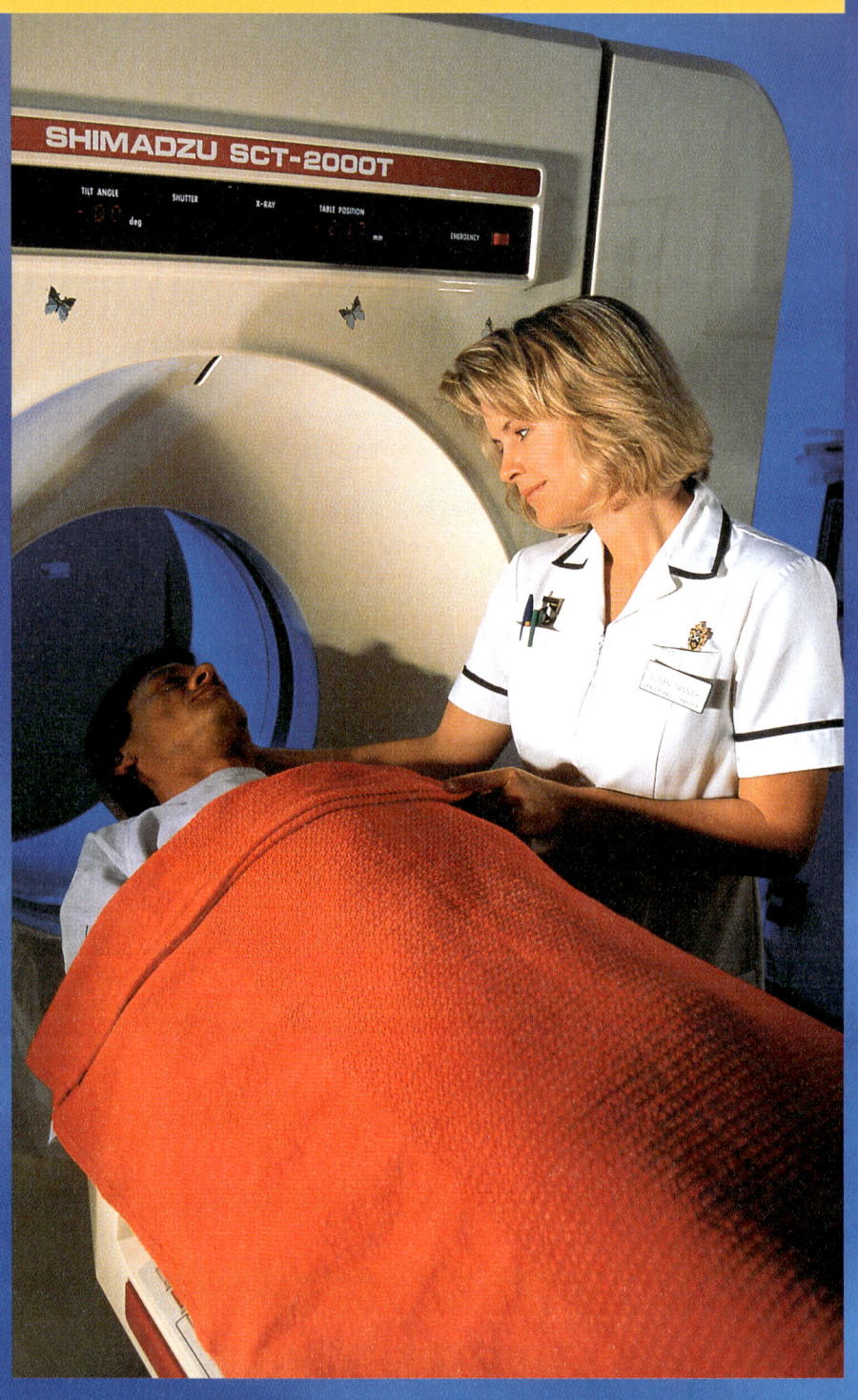

Wie man Durchblutungsstörungen feststellt

Da die Störungen in der Regel keine Schmerzen verursachen (Ausnahme: Subarachnoidalblutung, siehe Seite 13) und auch die anderen Symptome oft nur gering oder unspezifisch sind, bleiben TIA und PRIND oft unentdeckt. Nur genaue Untersuchungen durch einen Arzt können die Art, den Ort und das Ausmaß der Mangelblutung bzw. der Hirnblutung entdecken und feststellen, wie groß die Schlaganfallgefahr durch Arteriosklerose, Blutgerinnsel oder Gefäßmissbildungen wirklich ist. Dies ist lebenswichtig, denn auch kleinere Durchblutungsstörungen sind Alarmsignale, die unbedingt ernst genommen werden müssen. Durch eine geeignete Behandlung kann ein (weiterer) Schlaganfall verhindert werden.

Anamnese (Vorgeschichte der Krankheit)

Bei Verdacht, dass eine Durchblutungsstörung vorliegt, schildert der Patient dem behandelnden Arzt seine Beobachtungen. Gefragt wird zum Beispiel nach leichten Bewegungsstörungen, vorübergehenden Sprachproblemen oder Schwindelgefühl. Auch, welche Risikofaktoren auf den Patienten zutreffen und ob er Medikamente einnimmt, ist von Interesse. Ziel ist, dadurch erste Hinweise auf mögliche Ursachen der Durchblutungsstörung zu entdecken.

Blutuntersuchungen

Um sich ein besseres Bild von den möglichen Ursachen und dem Verlauf einer Durchblutungsstörung machen zu können, sind Blutuntersuchungen nötig. Besonders wichtig:

- **Blutkörperchensenkungsgeschwindigkeit:** Diese Laboruntersuchung zeigt an, ob im Körper eine Entzündung vorliegt. Den genauen Ort kann man mit dieser Untersuchungsmethode allerdings nicht bestimmen.

- **Hämatokrit:** Dabei wird ermittelt, welchen Anteil die roten Blutkörperchen im Blut haben – je mehr rote Blutkörperchen, desto zähflüssiger ist das Blut. Liegt eine Arteriosklerose vor, wird die Durchblutung des Gehirns durch einen gesteigerten Hämatokrit-Wert zusätzlich behindert.

- **Blutbild:** Die roten und weißen Blutkörperchen werden gezählt. Wie viel davon im Blut enthalten sind, beeinflusst unter anderem die Fließgeschwindigkeit des Blutes.

- **Gerinnungsfaktoren:** Je leichter das Blut gerinnt, desto größer die Gefahr, dass sich Blutgerinnsel bilden, die vielleicht eine Mangeldurchblutung verursachen. Bei Gefäßverengungen kann es notwendig sein, gerinnungshemmende Mittel (zum Beispiel Acetylsalicylsäure, Ticlopidine) einzusetzen, um der Gerinnselbildung und einem thrombotischen Verschluss vorzubeugen.

17

■ **Blutfettwerte:** Eine erhöhte Konzentration der Fettsubstanzen Cholesterin und Triglyzeride im Blut ist Hauptrisikofaktor für die Entstehung von Arteriosklerosen.

Neurologische Untersuchungen

Mit einfachen Tests stellt der Arzt fest, ob Lähmungen oder Gefühlsstörungen vorliegen. Er untersucht die Reflexe, die Koordinationsfähigkeit und das Gleichgewichtsempfinden, prüft die Sehschärfe, die Sprach- und Sprechfunktionen des Patienten sowie seine Fähigkeit zu lesen, schreiben und im Kopf rechnen; auch die Gedächtnisleistung wird getestet. Außerdem wird der Arzt den Puls messen und die Halsschlagadern abhören.

Computertomographie (CT)

Die Computertomographie (CT) ist eine Weiterentwicklung der Röntgentechnik, die nicht nur Knochen, sondern auch weiches Gewebe wie das Gehirn abbilden kann. Der Kopf des Patienten wird dabei auf einer beweglichen Liege in die Untersuchungsöffnung des Gerätes geschoben. Spezielle Röntgenstrahlen liefern (nach Verarbeitung durch einen Computer) detailgenaue Schnittbilder durch den Schädel. Der Arzt kann sich so Schicht für Schicht eine genaue Vorstellung von den Strukturen des Kopfes und insbesondere auch des Gehirns machen. Um die Aussagekraft der

Bilder zu erhöhen, kann zusätzlich ein Kontrastmittel in die Armvene gespritzt werden.

Die CT ist heute für die Diagnose eines Schlaganfalls die wichtigste Untersuchungsmethode. Mit ihr ist es möglich, eine Durchblutungsstörung von einer Hirnblutung oder einer Subarachnoidalblutung zu unterscheiden. Eine Blutung ist sofort sichtbar, eine Durchblutungsstörung erst nach einer gewissen Zeit (bis zu drei Tagen). Auch andere Erkrankungen (zum Beispiel ein Tumor oder eine Entzündung im Gehirn), deren Symptome einem Schlaganfall ähneln, können mit einer CT erkannt werden. Eine TIA ist mit dieser Untersuchungsmethode allerdings kaum nachweisbar. Eine Hirnblutung kann die CT in annähernd 100 Prozent der Fälle richtig diagnostizieren, eine Subarachnoidalblutung nur bei 85 Prozent der Untersuchungen. Hier hilft nur eine Lumbalpunktion oder eine Angiographie (siehe Seite 20/21).

WICHTIG

Die Computertomographie dauert zwischen zehn und 30 Minuten, ist völlig schmerzfrei und in aller Regel ungefährlich (allenfalls das Kontrastmittel kann in seltenen Fällen den Organismus belasten). Die Strahlendosis ist nicht höher als bei zwei normalen Röntgenaufnahmen.

Kernspintomographie (KST)

Im Gegensatz zur Computertomographie (CT) werden bei der Kernspintomographie (KST, manchmal auch Magnetresonanztomographie genannt) keine Röntgenstrahlen verwendet. Das Gewebe wird einem starken Magnetfeld ausgesetzt (das ist völlig ungefährlich), die Messergebnisse von einem Computer in Schnittbilder umgesetzt. Diese sehen fast genauso aus wie die einer CT, können aber in jeder beliebigen Ebene (also zum Beispiel auch als schräger Schnitt durchs Großhirn) dargestellt werden.
Der große Vorteil der KST: Selbst kleine Durchblutungsstörungen lassen sich früher nachweisen, auch tief liegende Veränderungen und die Hauptschlagadern des Gehirns werden deutlich besser abgebildet als bei der CT. Der Nachteil: Die Untersuchung dauert länger, der Patient muss die ganze Zeit in der engen Untersuchungsröhre ruhig liegen, was bei manchen Menschen Platzangst auslöst.

Herzuntersuchungen

Immer wenn der Verdacht besteht, dass ein Blutgerinnsel aus dem Herz zu einer Embolie geführt haben könnte, sollte das Herz genauer untersucht werden. Dies ist auch bei jüngeren Betroffenen sinnvoll, da bei ihnen eine Arteriosklerose als Ursache meist noch nicht in Frage kommt.
Mit einem Elektrokardiogramm (EKG) werden die elektrischen Herzströme gemessen. Dadurch kann man feststellen, ob der Patient bereits einen Herzinfarkt hatte (begünstigt die Entstehung von Blutgerinnseln). Außerdem deckt ein EKG Herzrhythmusstörungen auf. Ein Langzeit-EKG (zeichnet die Herzströme 24 Stunden lang auf) kann nötig sein, um nur zeitweise auftretende Rhythmusstörungen nachzuweisen (zum Beispiel während des Schlafs).
Bei Ultraschalluntersuchungen des Herzens (Echokardiographie) werden die Herzkammern, die Herzklappen, die Herzwände und auch die Blutdurchströmung sichtbar gemacht. Der Arzt kann so die Funktion der Herzklappen beurteilen und feststellen, ob ein Blutgerinnsel im Herzen vorhanden ist. Wie bei einer Magenspiegelung wird dabei eine Ultraschallsonde durch die Speiseröhre eingeführt. Das ist zwar unangenehm, führt aber zu viel aussagekräftigeren Ergebnissen als eine Ultraschalluntersuchung durch die Rippenzwischenräume.

Die Echokardiographie zeigt dem Arzt u. a., ob und wo Blutgerinnsel im Herzen sind

Elektroenzephalogramm (EEG)

Diese Untersuchungsmethode gilt inzwischen als veraltet. Sie zeichnet die Hirnströme mittels Elektroden auf, die an der Kopfhaut angebracht werden. Ist die Funktion von Nervenzellen gestört, verändert sich das EEG. Allerdings sind diese Veränderungen unspezifisch, das heißt, der Arzt kann nur schwer entscheiden, ob es sich um eine Durchblutungsstörung oder zum Beispiel einen Tumor handelt.

Und: Je tiefer die Störung liegt, desto weniger kann sie das EEG nachweisen. Dank moderner Technik sind inzwischen Ultraschalluntersuchungen, Computertomographie und Kernspintomographie viel aussagekräftiger.

Ultraschalluntersuchungen

Es gibt drei Ultraschallverfahren, mit denen sich Engstellen in den Blutgefäßen, die zum Gehirn führen, völlig gefahrlos und schmerzfrei feststellen lassen. Sie beruhen auf dem Echo-Prinzip: Feste Bestandteile im Blut (hauptsächlich die roten Blutkörperchen) reflektieren Ultraschallsignale, von denen sie getroffen werden, unterschiedlich je nach Strömungsgeschwindigkeit. Dieses Phänomen ist vergleichbar mit der Sirene eines Polizeiautos, die sich während der Fahrt auf einen zu anders anhört, als wenn sie sich wieder entfernt.
Die Ultraschallwellen werden von einer Sonde, die direkt am Hals oder Kopf angesetzt wird, ausgesendet und durchdringen die Haut, ohne sie zu verletzen. Das zurückgeworfene Echo wird von einem Empfänger in der Sonde aufgefangen, verstärkt und anschließend in Ton- oder Bildsignale umgewandelt.

Ultraschalluntersuchungen sind gefahrlos und schmerzfrei

Doppler-Sonographie:
Die Blutströme werden in Geräusche umgewandelt. Ist eine Arterie verengt, verändert sich der Laut. Überhaupt keine Strömungsgeräusche sind zu hören, wenn ein Gefäß ganz verstopft ist. Gemessen wird am Hals und im inneren Augenwinkel, wo sich die Gefäße des Gesichtes und des Gehirns treffen. Kleinere Gefäßveränderungen (unter 50 Prozent) können mit der Doppler-Sonographie allerdings nicht entdeckt werden.

Duplex-Sonographie:
Die Blutströmung wird nicht durch Geräusche, sondern als zweidimensionales Bild mit unterschiedlichen Helligkeitsbereichen dargestellt (bei modernen Geräten sogar in unterschiedliche Farben eingefärbt). Dadurch können auch kleinere Gefäßveränderungen sichtbar gemacht werden.

Transkranielle Doppler-Sonographie:
Normalerweise können Ultraschallwellen Knochen nicht durchdringen. Mit Hilfe von neuen Geräten ist das unter bestimmten Bedingungen (nicht zu dicker Knochen, Verwendung von Schallwellen, die nicht alle Details erfassen) inzwischen möglich. Dadurch können auch Durchblutungsstörungen innerhalb des Schädels und Gefäßmissbildungen nachgewiesen werden.

Angiographie

Bei der Angiographie werden die Blutgefäße vor dem Röntgen durch ein meist jodhaltiges Kontrastmittel markiert. Die Substanz wird durch einen Katheter (ein dünner Schlauch) eingeführt, der unter lokaler Betäubung von der Leiste über eine Beinarterie bis in die hirnversorgende Arterie geschoben wird. Aus der Verteilung des Kontrastmittels, die durch Röntgenaufnahmen sichtbar gemacht wird, kann der Arzt den Zustand der Gefäße beurteilen.

Diese Untersuchungsmethode ist allerdings nicht ohne Risiko: In ein bis zwei Prozent der Fälle kommt es zu Komplikationen (zum Beispiel Reiz- und Ausfallerscheinungen des Gehirns oder allergische Reaktionen auf das Kontrastmittel).

Bei Geräten der neueren Generation werden die Röntgenbilder gleichzeitig von mehreren Seiten geschossen. Dadurch sinkt die Strahlenbelastung auf sehr niedrige Werte. Mit einer Angiographie können außerdem auch kleinste entzündete Gefäße und Gefäßaussackungen (Aneurysmen) dargestellt werden. Sie wird daher vor allem bei schwierigen Fragestellungen, wenn zum Beispiel die modernen Ultraschalluntersuchungen nicht ausreichen, von erfahrenen Ärzten eingesetzt.

Vorbeugung

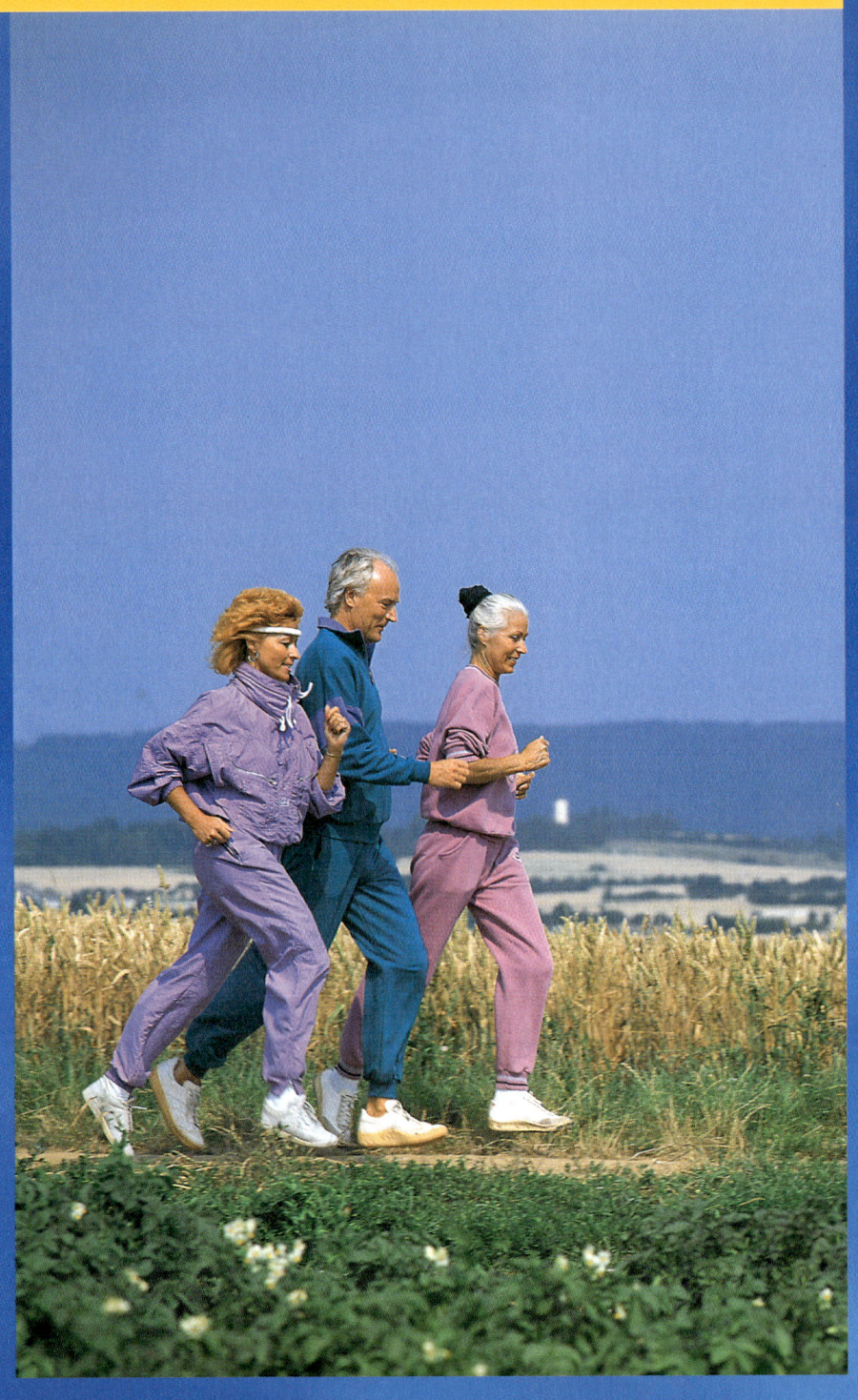

Die Hauptrisikofaktoren

Ein Schlaganfall hat meist eine lange Vorgeschichte. Jahrelang schädigen bestimmte Faktoren das Gefäßsystem und sind so verantwortlich für den Hirninfarkt, der nur scheinbar plötzlich und unerwartet auftritt. Eine unvermeidbare Kettenreaktion? Nein. Die meisten Risikofaktoren sind von unserem Verhalten abhängig. Wird die Gefahr rechtzeitig erkannt, kann man etwas dagegen tun – auch wenn es manchmal schwer fällt, das Leben zumindest teilweise zu ändern.

Auch viele Krankheiten, die die Entstehung eines Schlaganfalls begünstigen, kann man inzwischen mit Medikamenten in den Griff bekommen – vorausgesetzt, die Erkrankungen werden rechtzeitig entdeckt.

Aber auch wenn einer oder mehrere der folgenden Faktoren auf Sie zutreffen, heißt das noch lange nicht, dass Sie mit Sicherheit einen Schlaganfall bekommen werden. Doch Ihr persönliches Risiko ist im Vergleich zu einem gleich alten Menschen ohne diese Merkmale höher. Und die Gefahr kann sich vervielfachen, wenn mehrere Risikofaktoren zusammenwirken.

Lebensalter

Nicht beeinflussbar ist der größte Risikofaktor, das Alter. Rund zwei Drittel aller Schlaganfälle treten jenseits des 70. Lebensjahres auf, das Risiko eines 85-Jährigen ist tausendmal höher als das eines 45-Jährigen. Als Faustregel gilt: Ab 55 verdoppelt sich die Gefahr mit jedem Lebensjahrzehnt. Deshalb ist es gerade im Alter wichtig, möglichst viele der bekannten Risikofaktoren auszuschließen.

Bluthochdruck

Neben dem Alter ist ein erhöhter Blutdruck (Hypertonie) der größte Risikofaktor: 35 bis 50 Prozent aller Hirninfarkte und sogar bis zu 70 Prozent aller Hirnblutungen treten bei Patienten mit Hypertonie auf. Liegen die Werte kontinuierlich über 140 mm Hg (Millimeter Quecksilber) systolisch (oberer Wert) und 90 mm Hg diastolisch (unterer Wert), steigt das Schlaganfallrisiko auf das Drei- bis Sechsfache! Das gilt übrigens auch, wenn nur einer der Werte erhöht ist.

Durch den hohen Druck wird die Innenhaut, die die Gefäßwände aus-

WICHTIG

Besonders bedeutsam sind Verhaltensänderungen für Menschen, die bereits einen Schlaganfall oder eine vorübergehende Durchblutungsstörung hinter sich haben. Denn die Gefahr einen weiteren Hirninfarkt zu erleiden ist für sie besonders groß.

kleidet, stärker beansprucht. In großen Arterien kann dadurch leichter eine Arteriosklerose entstehen: Die Gefäßwände werden dicker, die Elastizität lässt nach, wodurch die Schlagadern nicht mehr so schnell auf Änderungen des Blutdrucks reagieren können. In kleineren Arterien können sich bei Hypertonie leichter sackartige Ausbuchtungen (so genannte Aneurysmen) bilden, die häufig zur Ursache von Hirnblutungen werden.

Hoher Blutdruck verursacht in der Regel keine Beschwerden!

Das Tückische an der Hypertonie: selbst ein deutlich erhöhter Blutdruck verursacht meist keine oder nur kaum wahrnehmbare Beschwerden. Je früher jedoch der Blutdruck wieder auf Normalmaß zurückgebracht wird, desto größer die Chance, dass sich die Gefäße wieder regenerieren. Deshalb ist es besonders wichtig, seinen Blutdruck regelmäßig überprüfen zu lassen (beim Arzt oder in jeder Apotheke).

Durch Einnahme von blutdrucksenkenden Medikamenten kann das Schlaganfallrisiko um bis zu 75 Prozent gesenkt werden! Dazu stehen dem behandelnden Arzt verschiedene Mittel zur Verfügung (zum Beispiel so genannte Betablocker, ACE-Hemmer und Kalzium-Antagonisten). Die Blutdrucksenkung muss vorsichtig und langsam, das heißt eventuell über Wochen und Monate erfolgen, um die Verträglichkeit der Therapie zu verbessern.

Durch regelmäßige Bewegung, den Abbau von Übergewicht, salzarme Ernährung und das Erlernen von Entspannungstechniken gegen Stress kann man die Therapie unterstützen.

Auch Kaffee und alkoholische Getränke beeinflussen den Bluthochdruck ungünstig.

Wenn man sich an diese Regeln hält, kann sogar häufig auf Medikamente verzichtet werden.

Herzkrankheiten

Mehrere Erkrankungen des Herzens können auch negative Auswirkungen auf das Schlaganfallrisiko haben: Die häufigste Ursache für eine kardiale Embolie – also ein Blutgerinnsel, das vom Herz ins Gehirn gewandert ist und dort ein Gefäß blockiert – ist das Vorhofflimmern. Darunter versteht man eine Herzrhythmusstörung, durch die das Herz das Blut nur noch unregelmäßig und mit zu wenig Druck ins Gefäßsystem pumpen kann. Das Gehirn wird schwächer durchblutet, die Gefahr, dass sich im Herz Blutgerinnsel bilden, steigt.

Vorhofflimmern ist vor allem bei älteren Menschen weit verbreitet. Jeder Dritte, der daran leidet, hat irgendwann in seinem Leben einen Schlaganfall. Spezielle Medikamente können den Herzrhythmus in vielen Fällen wieder normalisieren (Antiarrhythmika) und/oder die Gerinnselbildung unterdrücken (Antikoagulantien). Allerdings besteht bei Patienten über 75 Jahren die Gefahr, dass sich dadurch das Risiko von Blutungen erhöht – doch das Schlaganfallrisiko ohne medikamentöse Behandlung wäre wesentlich größer.

Auch nach einem Herzinfarkt steigt das Schlaganfallrisiko um etwa das

Doppelte. Die Gefahr ist dabei in den ersten zwei Monaten nach dem Herzinfarkt am höchsten.

Weitere Herzkrankheiten, die einen Schlaganfall begünstigen können, sind eine bakterielle Entzündung der Herzinnenwände, das Vorhofmyxom sowie rheumatische Herzerkrankungen. Nach dem Einsetzen künstlicher Herzklappen treten ebenfalls häufig Hirninfarkte auf.

Vor allem bei jüngeren Menschen kann auch ein Vorhofseptumdefekt (ein angeborener Herzfehler) die Schlaganfallursache sein.

Diabetes

Das Schlaganfallrisiko ist bei Menschen, die an Diabetes mellitus leiden, verdoppelt. Dauerhaft hohe Blutzuckerwerte schädigen Organe und die Wände der Blutgefäße, Arteriosklerose kann leichter entstehen. Zusätzlich beeinträchtigt Diabetes die Ernährung der Nervenzellen, die den Zucker nicht mehr wie üblich als Energielieferant verwerten können. Das Schlaganfallrisiko ist umso höher, je schlechter der Diabetes mellitus eingestellt ist.

Diabetes möglichst früh zu erkennen (mit einfachem Urintest aus der Apotheke möglich), konsequent Diät zu halten (vor allem Verzicht auf stark gesüßte und sehr fette Speisen), sich regelmäßig zu bewegen und – wenn notwendig – eine Behandlung mit blutzuckersenkenden Medikamenten und/oder Insulin verringern die Gefahr deutlich.

Rauchen

Im Vergleich zu Nichtrauchern sind Raucher anderthalb (bei zehn Zigaretten am Tag) bis zwei Mal (bei 20 und mehr Zigaretten) so stark gefährdet. Die mehr als 3 000 chemischen Substanzen, die aus einer Zigarette freigesetzt werden, verengen unter anderem die Arterien und drosseln so die Blutzufuhr. Außerdem steigt das Risiko für Vorhofflimmern, der Sauerstoffgehalt im Blut geht zurück. Hauptschädlinge sind Nikotin und Kohlenmonoxid. Besonders hoch ist die Schlaganfallgefahr, wenn noch andere Risikofaktoren dazukommen: Rauchen und Bluthochdruck erhöhen sie auf das 20-fache! Stark gefährdet sind auch Frauen: Ihre Gefäße sind normalerweise durch das weibliche Sexualhormon Östrogen vor Arteriosklerose geschützt. Nikotin zerstört diesen Schutzmantel, Blutfette können sich ablagern, die Gefäße verengen sich. Wenn in letzter Zeit häufiger jüngere Frauen einen Schlaganfall erleiden, liegt das hauptsächlich an der gefährlichen Kombination Pille und Nikotin.

Wenn zu anderen vorhandenen Risikofaktoren noch Rauchen hinzukommt, steigt die Schlaganfallgefahr deutlich

WICHTIG

Das Risiko von Rauchern, einen Schlaganfall zu erleiden, ist deutlich erhöht. Das einzig wirksame Gegenmittel ist mit dem Rauchen aufzuhören. Zwei Jahre nach dem Stopp nimmt die Gefahr stark ab, nach fünf bis acht Jahren gibt es keinen Unterschied zu Nichtrauchern mehr.

Alkohol

Mehrere Studien deuten darauf hin, dass kleine Mengen Alkohols eine schützende Wirkung auf das Herz-Kreislauf-System haben. Woran das liegt, ist noch nicht endgültig sicher, vermutet wird ein günstiger Einfluss auf den Fettstoffwechsel.

Zu viel Alkohol ist dagegen ein eindeutiger Risikofaktor für eine Hirnblutung. „Grenzwert" sind ein Viertel Wein oder zwei Glas Bier am Tag (Vorsicht, Frauen vertragen deutlich weniger!). Alles, was darüber hinaus geht, stört die Blutgerinnung und kann Krämpfe der Hirngefäße verursachen. Außerdem fördert Alkohol andere Risikofaktoren wie Bluthochdruck und Übergewicht, bei Leberschäden erhöhen sich außerdem die Blutfettwerte.

Zu viel Alkohol stört u. a. die Blutgerinnung erheblich

Cholesterin

Erhöhte Blutfettwerte (vor allem Cholesterin) sind die Hauptverantwortlichen für die Entstehung einer Arteriosklerose. Werte über 240 mg/dl verdoppeln das Schlaganfallrisiko. Verantwortlich für zu hohe Cholesterinwerte im Blut sind vor allem falsche Ernährung (zum Beispiel zu viel tierische Fette, Alkohol) und zu wenig Bewegung. Studien haben nachgewiesen, dass Fettablagerungen an Gefäßwänden sich bei einer Ernährungsumstellung wieder zurückbilden können, wenn sie noch nicht verkalkt sind. Deshalb: auf ballaststoffreiche Kost (Vollkornprodukte, Obst und Gemüse)

und pflanzliche Öle mit einem hohen Anteil an ungesättigten Fettsäuren (können besonders gut verwertet werden) umsteigen. Wenn diese Maßnahmen nicht ausreichen, kann der Arzt cholesterinsenkende Medikamente verordnen.

Homozystein

Die Fettsäure Homozystein (ein Zwischenprodukt des Stoffwechsels) unterstützt das Cholesterin bei der Bildung von Gefäßablagerungen. In mehreren Studien wurde ein deutlicher Zusammenhang zwischen erhöhten Homozysteinwerten und Schlaganfällen nachgewiesen. Die beste Gegenmaßnahme sind die Vitamine der B-Gruppe B_6, B_{12} und Folsäure (als Präparat aus der Apotheke oder in grünem Gemüse, Milch- und Vollkornprodukten).

Übergewicht

Ob Übergewicht ein eigenständiger Risikofaktor ist, wissen selbst Experten nicht genau. Sicher ist aber: Wer zu dick ist, leidet häufiger an Bluthochdruck und Zucker und hat somit ein größeres Schlaganfallrisiko. Vorsicht allerdings vor Blitzdiäten: Selbst wenn der Zeiger der Waage kurzfristig nach unten wandert, ist der schnelle Erfolg meist nur von kurzer Dauer („Jo-Jo-Effekt"). Nur langsame, kleine und schrittweise Veränderungen der Ess- und Trinkgewohnheiten führen zum gewünschten Ziel.

Anstelle der bisher üblichen Faustregel zur Ermittlung von Übergewicht (Größe in Zentimeter minus 100) hat sich der so genannte Body-Maß-Index (BMI) durchgesetzt: Dabei wird das Gewicht in Kilogramm durch die Körpergröße (in Metern) im Quadrat geteilt. Beispiel für einen 70 Kilo schweren Mensch: 70 : 1,70 x 1,70 = 24,2 BMI. Steigt der BMI über 28 bei Männern bzw. 27 bei Frauen, liegt wahrscheinlich Übergewicht vor (andere Studien lassen sogar Werte bis 30 BMI als Normalgewicht gelten).

Antibabypille

Die meisten Frauen vertragen die Antibabypille auch bei langjähriger Einnahme relativ gut. Bei einem kleinen Teil kann sie allerdings zu Komplikationen führen, die unter anderem auch das Schlaganfallrisiko erhöhen. Bei manchen Frauen führen die in der Pille enthaltenen Hormone dazu, dass sich vermehrt Thrombosen bilden – warum das so ist, steht noch nicht 100-prozentig fest.
Sicher ist aber: Die Pille allein erhöht das Schlaganfallrisiko kaum. Zusammen mit anderen Risikofaktoren schaukeln sich die schädlichen Einflüsse allerdings hoch. Frauen, die zum Beispiel unter Bluthochdruck leiden, übergewichtig sind oder rauchen sollten daher besonders vorsichtig sein.
Der Frauenarzt kann aus der Vielzahl der Antibabypillen mit unterschiedlicher Hormonmenge und -zusammensetzung individuell für jede Frau

die jeweils risikoärmste auswählen und verschreiben. Das gilt besonders für die so genannte Pille der dritten Generation, die bei einigen Frauen mit einer bestimmten Erbanlage offenbar das Thromboserisiko stärker erhöhen kann. Manchmal kann es auch nötig sein, ganz auf andere Verhütungsmethoden umzusteigen.

Bakterien

Neue Forschungsergebnisse lassen die Vermutung zu, dass eine bestimmte, weitverbreitete Bakterienart, Chlamydia pneumoniae, bei der Entstehung der Arteriosklerose eine Rolle spielt. Allerdings ist noch nicht geklärt, ob die Chlamydien die Gefäßablagerung mitverursachen oder ob sie nur eine Folgeerscheinung sind. Ob z.B. eine Behandlung mit Antibiotika, die die Bakterien bekämpfen, die Arteriosklerosebildung hemmen und damit die Schlaganfallgefahr reduzieren können, muss noch in Studien untersucht werden. In jedem Fall gilt aber: Selbst wenn Chlamydien eine Rolle spielen sollten, bleibt entscheidend, die altbekannten Risikofaktoren wie Bluthochdruck und Cholesterin in den Griff zu bekommen.

Vererbung

Forscher haben in Tierversuchen drei Gene entdeckt, die wahrscheinlich die Höhe des Schlaganfallrisikos beeinflussen. Das unterstützt die Theorie, dass auch die Vererbung eine Rolle spielt – wissenschaftlich bewiesen ist das noch nicht. Mehrere Untersuchungen haben allerdings gezeigt, dass Männer, deren Mutter an einem Schlaganfall gestorben ist, ein höheres Risiko haben. Inwieweit dies allerdings mit ähnlichen Lebensumständen (unter anderem zu fettreiche Ernährung) zusammenhängt, ist noch nicht abschließend geklärt.

Stress

Dauerstress erhöht den Blutdruck und damit auch das Schlaganfallrisiko. Wer der Überbeanspruchung mit Entspannungstechniken (zum Beispiel Autogenes Training oder Tai Chi, Kurse werden u.a. in den Volkshochschulen angeboten) begegnet, lebt gesünder.

Check up – Ihr persönliches Schlaganfallrisiko

1. Blutdruck
Bei bis zu 70 Prozent aller Schlaganfälle ist Bluthochdruck ein entscheidender Faktor.
6 Punkte, wenn Ihr Blutdruck konstant erhöht ist (oberer Wert über 140 und/oder unterer Wert über 90 mm/Hg).

2. Zucker
Selbst wenn Sie Ihren Diabetes unter Kontrolle haben, erhöht sich das Schlaganfallrisiko.
3 Punkte, wenn Sie zuckerkrank sind.

3. Nikotin
Rauchen beschädigt die Blutgefäße, erhöht den Blutdruck und ist ein entscheidender Faktor bei der Entstehung von Blutgerinnseln.
2 Punkte, wenn Sie rauchen.

4. Alkohol
Während kleine Mengen Alkohol (zum Beispiel 1 Glas Rotwein am Tag) offenbar die Gefäße schützen, kann erhöhter Alkoholkonsum das Schlaganfallrisiko steigern.
2 Punkte, wenn Sie regelmäßig mehr als $\frac{1}{4}$ Liter Wein oder zwei Flaschen Bier trinken oder zwei Drinks am Tag nehmen.

5. Cholesterin
Erhöhte Blutfettwerte beschleunigen die Verkalkung (Arteriosklerose), die Gefahr einer Gefäßverengung oder eines -verschlusses steigt.
2 Punkte, wenn Ihr Cholesterinspiegel über 240 mg/dl liegt.

6. Übergewicht

Zu viele Pfunde belasten den Kreislauf und begünstigen die anderen Risikofaktoren (Diabetes, Cholesterin, Bluthochdruck).
2 Punkte, wenn Ihr Body-Maß-Index über 27 (Frauen) bzw. 28 (Männer) liegt (siehe Seite 27).

7. Herzkrankheiten

Leiden Sie unter Herzrhythmusstörungen, einer Erkrankung der Herzschlagadern, Vorhofflimmern (eine spezielle Form von Herzrhythmusstörungen) oder einem Herzklappenfehler? Dann besteht unter anderem ein erhöhtes Risiko für Gefäßverkalkungen und die Bildung von Blutgerinnseln, die in die Blutgefäße verschleppt werden können und sie verstopfen (Embolien).
6 Punkte, wenn Sie an einer Herzkrankheit leiden.

8. Alter

Mit jedem Lebensjahrzehnt über 55 verdoppelt sich das Schlaganfallrisiko.
2 Punkte, wenn Sie über 65 sind.
4 Punkte, wenn Sie über 75 sind.
8 Punkte, wenn Sie über 85 sind.

9. Geschlecht

Frauen sind vor allem vor den Wechseljahren durch das natürliche Hormon Östrogen besser vor Arteriosklerose geschützt.
1 Punkt, wenn Sie ein Mann sind.

10. Pille

Die Antibabypille kann das Blutgerinnselrisiko erhöhen.
2 Punkte, wenn Sie die Antibabypille nehmen.

Auswertung

Je mehr Risikofaktoren auf Sie zutreffen, desto höher ist Ihr persönliches Schlaganfallrisiko. Das bedeutet allerdings keineswegs, dass Sie automatisch einen Schlaganfall erleiden werden. Genauso wenig ist ein niedriges Schlaganfallrisiko ein garantierter Schutz vor dem Hirninfarkt. Dennoch ist es wichtig, auch bei einem nur leicht erhöhten Risiko die Lebensgewohnheiten zu ändern. Zählen Sie alle Punkte zusammen:

Weniger als 10 Punkte:

Ihr Schlaganfallrisiko liegt im Normalbereich. Damit das so bleibt, sollten Sie weiterhin auf gesunde Lebensweise achten und die regelmäßigen Vorsorge- und Check-up-Termine beim Arzt wahrnehmen.

10 bis 15 Punkte:

Ihr Schlaganfallrisiko ist erhöht. Lassen Sie sich regelmäßig von einem Arzt untersuchen und überlegen Sie, wie Sie zumindest einige der Risikofaktoren besser in den Griff bekommen können.

Mehr als 15 Punkte:

Ihr Schlaganfallrisiko ist deutlich erhöht. Sie sollten sich vorsichtshalber von einem Spezialisten (einem Neurologen) gründlich untersuchen lassen. Außerdem: Unbedingt stärker auf die Vermeidung der beeinflussbaren Risikofaktoren achten!

Vorbeugung durch Medikamente und Operation

Oft wird auch der Einsatz von Medikamenten zur Vorbeugung eines Schlaganfalls diskutiert. Dabei muss – im Gegensatz zu den oben genannten Risikofaktoren – klar unterschieden werden, ob es sich um Primärprävention, also die Verhinderung eines Schlaganfalls bei gesunden Menschen, oder um Sekundärprävention bei Menschen handelt, die bereits einen Schlaganfall oder eine vorübergehende Durchblutungsstörung erlitten haben.

Gerinnungsbeeinflussende Medikamente

Acetylsalicylsäure (ASS) gehört zu den so genannten Thrombozytenaggregationshemmern. Diese Medikamente sorgen dafür, dass sich die Blutplättchen untereinander nicht mehr so leicht verklumpen und können so die Entstehung von Gefäßverengungen oder -verschlüssen hemmen. In mehreren Studien hat sich jedoch gezeigt, dass ASS in der Primärprävention das Schlaganfallrisiko nicht senkt. Ausnahme: Menschen, die an einer Herzrhythmusstörung, dem Vorhofflimmern leiden. Anders beim Herzinfarkt: hier kann das Risiko durch ASS um bis zu 30 Prozent vermindert werden!
In der Sekundärprävention senkt ASS und noch stärker die ähnlich wirkenden Substanzen Ticlopidin und Clopi-

dogrel das Risiko eines erneuten Schlaganfalls um 20 bis 50 Prozent. Unklar ist allerdings noch, welche Dosis hierfür nötig ist. Die Angaben schwanken zwischen 30 und 300 Gramm/Tag.
Ticlopidin und Clopidogrel werden besonders bei Schlaganfallpatienten eingesetzt,
■ die trotz ASS-Einnahme weiter an Durchblutungsstörungen des Gehirns leiden
■ bei denen ASS Magenprobleme (Sodbrennen, Übelkeit, Schmerzen) verursacht
■ die wegen ernsthafter Magenerkrankungen kein ASS einnehmen dürfen.
Bei Einnahme von Ticlopidin-Präparaten ist es besonders wichtig, in den ersten drei Monaten der Therapie das Blutbild laufend zu kontrollieren. Bei einem Prozent der Patienten treten in diesem Zeitraum gefährliche Veränderungen des Blutbildes auf (unter anderem ein Rückgang der Zahl der weißen Blutkörperchen und Blutplättchen).

Gerinnungshemmer

Die so genannten Antikoagulantien hemmen die Blutgerinnung. Ihr Einsatz ist vor allem bei Patienten sinnvoll, die an Herzrhythmusstörungen durch Vorhofflimmern leiden (auch zur Primärprävention!). Die Dosis muss bei jedem Patienten individuell angepasst werden. Zu Beginn der Therapie mit der Substanz Phenprocoumon sind daher in engeren Zeitabständen Kontrollen der Blutgerinnungswerte (Quickwert) durch den Arzt nötig. Später kann der Patient diese Tests (nach entsprechender Einweisung durch den Arzt) zu Hause selbst durchführen.

Operation

Bei einer hochgradigen Verengung der Halsschlagader (über 70 Prozent Einengung der Gefäßöffnung) kann eine Operation das Risiko eines Schlaganfalls verringern. Festgestellt wird eine solche Einengung durch Abhören und Ultraschalluntersuchungen. Bei dem Eingriff wird zunächst die betroffene Arterie freigelegt und geöffnet. Dann werden die arteriosklerotischen Ablagerungen entfernt, die Arterie wieder geschlossen. Dabei wird sie meist durch das

Einfügen eines Kunststoff- oder Venenstreifens etwas erweitert.

Studien haben gezeigt, dass das Risiko eines Schlaganfalls kurze Zeit nach der Operation zwar leicht erhöht ist, nach weniger als einem Jahr liegt die Gefahr jedoch deutlich unter den Werten bei einer rein medikamentösen Behandlung. Bei Patienten, die bereits einen Schlaganfall hatten, wird das Risiko eines zweiten Hirninfarktes um 80 Prozent gesenkt.

Auch wenn die Halsschlagadern zwar stark verengt sind, aber noch keine Symptome einer Durchblutungsstörung aufgetreten sind, kann die Schlaganfallgefahr durch den Eingriff eindeutig verringert werden. Die Operation dieser asymptomatischen Verengungen ist unter Wissenschaftlern zur Zeit noch umstritten!

Operationstechniken, die bei Gefäßverengungen im Herzbereich oft erfolgreich sind (Bypass, Ballondilatation), haben sich bei der Schlaganfallprävention leider als wenig sinnvoll erwiesen.

Ist die Halsschlagader stark verengt, kann eine Operation das Risiko eines Schlaganfalls deutlich senken

Notfall – Die lebensrettende Behandlung

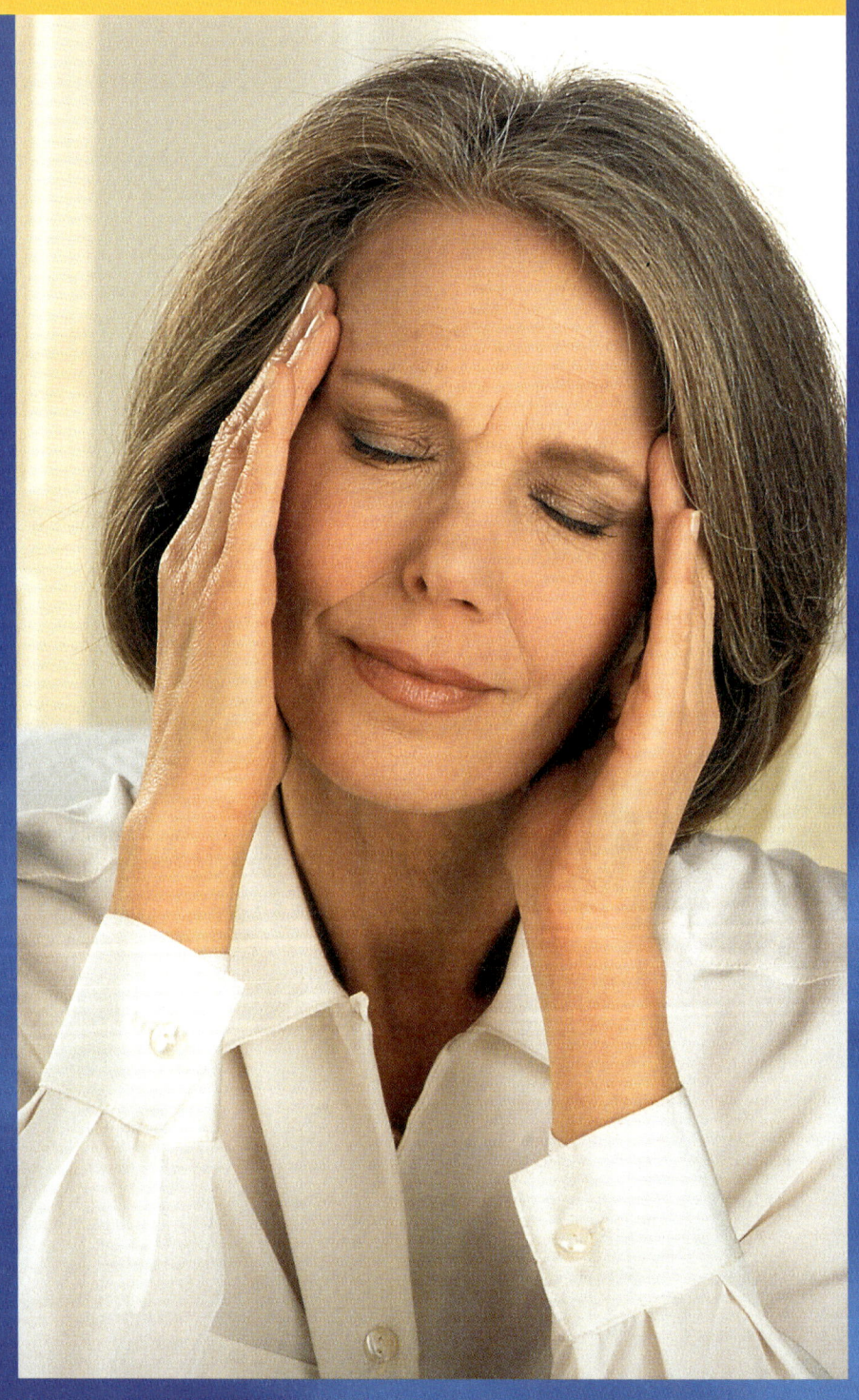

Warnsignale

Bei einem akuten Schlaganfall kommt es – ebenso wie beim Herzinfarkt – auf jede Minute an. Je schneller der Patient in einem geeigneten Krankenhaus versorgt werden kann, desto größer sind die Chancen, dass nur wenig oder überhaupt kein Gewebe dauerhaft zerstört wird, keine dauerhaften Schäden zurückbleiben. Die Zeitgrenze liegt wahrscheinlich bei vier bis sechs Stunden. Danach beginnen die Gehirnzellen dann abzusterben.

Entscheidend ist daher, die Warnsignale frühzeitig zu erkennen und richtig zu deuten. Eine Lysetherapie, bei der Blutgerinnsel aufgelöst werden (siehe Seite 36), ist sogar nur in den ersten drei Stunden nach dem Schlaganfall möglich. Deshalb ist es so wichtig, auch kleine Warnsignale zu erkennen und wirklich immer ernst zu nehmen.

In einer aktuellen amerikanischen Umfrage konnten 97 Prozent der Befragten kein einziges Symptom für einen Schlaganfall nennen. Bei uns in Deutschland dürfte es ähnlich schlecht aussehen.

Dabei ist jeder Schlaganfall ein Notfall. Wenn Sie eines oder mehrere der folgenden Symptome an sich oder einem anderen Menschen beobachten, sollten Sie unverzüglich den Notarzt rufen. Ist es ein Schlaganfall, kann das Leben retten. Handelt es sich „nur" um eine vorübergehende Durchblutungsstörung kann der Arzt die Ursachen feststellen und geeignete Präventionsmaßnahmen einleiten, um einen Schlaganfall zu verhindern. Auch wenn die Warnsignale nur für wenige Sekunden auftreten, müssen sie ernst genommen werden:

■ **Empfindungsstörungen:** Ein taubes oder pelziges Gefühl, ein Kribbeln an den Händen oder am Unterarm, oft nur auf einer Körperseite. Die Empfindungsstörungen können sich auch im Gesicht bemerkbar machen (vor allem an den Wangen oder in der Zunge), bis zur Lähmung einer Gesichtshälfte führen. Das Gefühl ähnelt dem nach einer lokalen Betäubung beim Zahnarzt.

■ **Muskelschwäche:** Tritt am häufigsten im Arm, seltener an einem Bein oder im Gesicht auf.

■ **Gleichgewichtsstörungen:** Auch Schwindel, Koordinationsschwierigkeiten, Schwierigkeiten beim Gehen, besonders wenn gleichzeitig andere Symptome auftreten.

■ **Systemischer Schwindel:** Drehschwindel, Schwankschwindel, „Liftgefühl"

■ **Sehstörungen:** Man sieht Gegenstände nur noch verschwommen, doppelt oder unscharf. Oft ist das Gesichtsfeld eingeschränkt, das heißt, man sieht nur noch Dinge, die rechts oder links von einem liegen. Auch eine nur für Sekunden andauernde Blindheit ist ein Alarmsignal. Alle Sehstörungen können auch nur ein Auge betreffen!

■ **Schwierigkeiten beim Sprechen:** Dabei kann es sich um Probleme bei der Aussprache handeln oder man kann die Gedanken plötzlich nicht mehr in Worte fassen. Auch das Erfassen kann gestört sein: Selbst einfache Sätze werden nicht mehr verstanden.

■ **Heftigste Kopfschmerzen:** Vorher nicht gekannte, äußerst starke Schmerzen, die plötzlich auftreten, können von einer Subarachnoidalblutung (Gefäßausbuchtung) verursacht werden.

■ **Weitere Symptome:** Schluckstörungen, Ohrensausen, auch Ohnmacht, plötzliche Übelkeit und Erbrechen können auf einen Schlaganfall hinweisen. Bei einem ausgeprägten Schlaganfall sind zudem Atmung und Kreislauf gestört. Der Patient atmet nur noch oberflächlich, unter Umständen unterbrochen von einzelnen, tiefen Atemzügen. Das Herz schlägt unregelmäßig und schnell.

Auch die folgenden Frühwarnsignale sollte man keineswegs auf die leichte Schulter nehmen: andauernde Störungen im Tag-Nacht-Rhythmus (tagsüber ist man müde, nachts kann man nicht einschlafen), häufig auftretende Kopfschmerzen, für die es keine anderen Erklärungen gibt, Schwindelgefühle und Schwierigkeiten, sich zu konzentrieren, aufmerksam zu bleiben. Diese Beschwerden sind zwar keine eindeutigen Symptome auf eine Durchblutungsstörung, können aber durch Sauerstoffmangel der Gehirnzellen verursacht werden. Lassen Sie sich vorsichtshalber vom Hausarzt gründlich durchchecken.

Erste Hilfe

Erstes und oberstes Gebot: beim Auftreten eines oder mehrerer der oben genannten Alarmsignale sofort den Notarzt alarmieren. Jede Minute zählt jetzt!

Bis der Arzt eintrifft, sollten Sie die folgenden Maßnahmen ergreifen:

■ Das Fenster öffnen.

■ Beengende Kleidung entfernen, um die Atmung zu erleichtern (Unterkühlung vermeiden).

■ Aus demselben Grund auch etwaige Zahnprothesen aus dem Mund nehmen.

■ Den Betroffenen in die stabile Seitenlage bringen: Auf die Seite legen, den unteren Arm angewinkelt unter den Kopf, das obere Bein beugen und den Oberschenkel rechtwinklig zum Körper führen.

■ Auf keinem Fall dem Betroffenen etwas zu essen oder zu trinken geben (bei Schluckbeschwerden besteht die Gefahr an Erbrochenem zu ersticken).

■ Ist der Betroffene bewusstlos, laufend den Herzschlag kontrollieren. Setzt dieser aus, sollten Sie – wenn Sie es in einem Erste-Hilfe-Kurs gelernt haben – eine Mund-zu-Mund-Beatmung und Herzmassage durchführen.

■ Wenn der Arzt eintrifft, informieren Sie ihn kurz über die aufgetretenen Symptome, ob schon einmal Vorzeichen eines Schlaganfalls aufgetreten sind, der Betroffene bereits einen Hirninfarkt oder eine vorübergehende Durchblutungsstörung hatte. Auch Informationen über Krankheiten (zum Beispiel Bluthochdruck, Diabetes, Herzkrankheiten) und eingenommene Medikamente können jetzt lebenswichtig sein.

Die Akutbehandlung im Krankenhaus

In den Vereinigten Staaten vielerorts schon Standard, bei uns erst im Aufbau, sind „Stroke Units": Stationen in Krankenhäusern, die rund um die Uhr vom Personal und der technischen Ausstattung her ganz auf die Befürfnisse von Schlaganfallpatienten ausgerichtet sind. Pfeiler dieser spezifischen Schlaganfallstation sind neben dem hohen Ausbildungsstandard von Ärzten, Pflege- und Therapiepersonal vor allem die Verbindung von akuter medizinischer Betreuung mit Frühmobilisation und Frührehabilitation. In Deutschland gibt es zur Zeit noch nicht einmal zehn Stroke Units für 82 Millionen Einwohner (Begründung der Krankenkassen und Länder: fehlende medizinische Mittel)! Dabei ist nach neuesten Untersuchungen der Krankheitsverlauf von Schlaganfallpatienten, die in einer Stroke Unit behandelt wurden, deutlich besser: Der Krankenhausaufenthalt ist um vieles kürzer, die Sterblichkeit deutlich geringer.

Ist keine „Stroke Unit" in schnell erreichbarer Nähe, wird der Notarzt den Betroffenen in eine neurologische Klinik oder die innere Abteilung eines anderen Krankenhauses einweisen.

Was passiert in der Akutphase?

Wie schon erklärt, kann entweder eine Mangeldurchblutung oder eine Hirnblutung einen Schlaganfall verursachen. Je nach Ursache muss der Arzt in der Akutphase aber eine völlig unterschiedliche Behandlung wählen. Es ist daher lebenswichtig, möglichst rasch abzuklären, ob es sich um eine Mangeldurchblutung oder eine Hirnblutung handelt. Dies geschieht sofort bei der Aufnahme mit Hilfe der Computertomographie (CT). Wie bereits beschrieben, ist eine Blutung sofort sichtbar, eine Durchblutungsstörung erst nach einiger Zeit. Gleichzeitig können durch die CT andere Krankheiten (zum Beispiel ein Tumor) als Grund für die vorliegenden Krankheitssymptome ausgeschlossen werden.

Anschließend wird entschieden, auf welche Abteilung der Betroffene kommt. Vor allem, wenn die Vitalfunktionen (also Atmung und Herzschlag) gefährdet sind, muss der Patient in die Intensivstation verlegt werden. Abhängig von der Ursache der Durchblutungsstörung wird dann medikamentös behandelt.

Behandlung einer Mangeldurchblutung

Oberstes Ziel ist, die gestörte Hirndurchblutung möglichst schnell zu normalisieren, außerdem die Herzleistung und die Stoffwechselfunktionen zu verbessern.

Herz: Je größer die Blutmenge ist, die das Herz pro Minute in den Kreislauf pumpt, desto stärker profitiert davon auch das Gehirn und die schlecht durchblutete Infarktregion. Der Arzt wird deshalb prüfen, ob sich die Leistung des Herzens mit Medikamenten steigern lässt (zum Beispiel durch Kräftigung des Herzmuskels oder indem der Herzrhythmus wieder normalisiert wird).

Blutzucker: Ein sehr hoher oder niedriger Blutzuckerspiegel fördert die Schäden an Zellen und Gewebe. Mit Medikamenten können die Werte wieder normalisiert werden.

Blutdruck: Der Blutdruck wird in der Akutphase eines Schlaganfalls nur dann vorsichtig gesenkt werden, wenn die Werte sehr hoch liegen. Ein erhöhter Blutdruck kann nämlich unter Umständen eine Notmaßnahme des Körpers sein, um trotz Einengungen in den Gefäßen die Blutversorgung des Gehirns weiter zu gewährleisten. Eine

Je besser das Herz arbeitet, desto besser ist auch das Gehirn versorgt

abrupte Blutdrucksenkung wäre daher gefährlich, die bereits herabgesetzte Durchblutung des Gehirns würde noch weiter sinken.

Gerinnungshemmende Mittel (Antikoagulantien): Beugen einer Gerinnselbildung (Thrombose) vor oder verhindern, dass ein bereits vorhandenes Gerinnsel größer wird. Gerinnsel, die sich bereits festgesetzt haben, können Antikoagulantien allerdings nicht beseitigen.

Lyse (auch Thrombolyse genannt): Medikamente, die bei einem Herzinfarkt eingesetzt werden, um Blutgerinnsel in den Herzkranzgefäßen aufzulösen, werden verstärkt auch bei Schlaganfallpatienten angewandt. Studien haben gezeigt, dass diese Therapie nur bei einigen Patienten hilfreich ist: Die Behandlung muss in den ersten Stunden nach dem Hirninfarkt erfolgen, außerdem darf noch nicht zu viel Gewebe zerstört sein, sonst wächst das Risiko einer lebensbedrohlichen Gehirnblutung. Die Lyse kann, wenn die Voraussetzungen erfüllt werden, Blutgerinnsel auflösen und so die Durchblutungsstörung beseitigen. Unterschieden wird zwischen der systemischen und der lokalen Lyse. Während im ersten Fall die Medikamente durch eine Injektion in eine Vene verabreicht werden und so erst über die Blutgefäße zum Verschluss gelangen, erreichen sie bei der zweiten Methode über einen winzigen Katheter direkt den Einsatzort. Die systemische Lyse ist nur in den ersten drei, die lokale in den ersten sechs Stunden nach dem Hirninfarkt Erfolg versprechend. Als Medikamente werden vor allem die Substanzen ALTEPLASE bzw. rt-PA eingesetzt.

Je früher Schlaganfallpatienten in die Klinik gebracht werden, desto größer sind also ihre Chancen – ein Umstand, der nochmals unterstreicht, wie wichtig das Erkennen der Warnsignale und die richtige Reaktion sind!

◼ **Kalzium-Antagonisten:** Strömt Kalzium in eine Nervenzelle, die vom Schlaganfall betroffen ist, vergrößern sich die Schäden. In Studien wird daher zur Zeit die Gabe von Substanzen erprobt, die das Kalzium hemmen. Sie sollen nicht nur die Durchblutung im geschädigten Hirngebiet verbessern, sondern auch die Nervenzellen selbst gegen die Auswirkungen des Sauerstoffmangels schützen und damit ihre Überlebenschancen erhöhen.

◼ **Operationen** zur Entfernung eines Blutgerinnsels kommen nur in Ausnahmefällen in Frage: Unter anderem muss der Verschluss nicht im Schädel selbst, sondern in der Schlagader liegen, das Gerinnsel muss zudem sehr frisch sein. Bereits nach einigen Stunden haftet es fest an der Gefäßwand und hat sich schon weit ausgedehnt – eine Entfernung ist kaum mehr möglich. Die Gefahr, dass es durch die Operation zu einer nachträglichen Einblutung in das bereits geschädigte Gewebe kommt, steigt.

◼ **Blutverdünnung:** Äußerst umstritten ist die Blutverdünnung (Hämodilution). Durch Infusionen soll das Blut dünnflüssiger werden, die Blutzirkulation im Infarktbereich so verbessert werden. Neuere Studien haben aber kaum Erfolge gezeigt. Deshalb wird

diese Therapie heute nur noch vereinzelt eingesetzt.

Eine Alternative ist der Aderlass, ein jahrhundertealtes Verfahren, bei dem das Blut durch Ablassen aus einer Vene verdünnt wird.

◼ **Gefäßerweiternde Mittel:** Nicht mehr eingesetzt werden in der Regel gefäßerweiternde Mittel. Durch den Schlaganfall sind die Gefäße in der Infarktregion bereits maximal geweitet. Die Medikamente würden auch die Gefäße im restlichen Körper erweitern – mit der Folge, dass aus dem geschädigten Gewebe noch mehr Blut abgezogen wird.

Behandlung einer Hirnblutung

Völlig anders verläuft die Behandlung einer Hirnblutung. Neben der Stabilisierung der Vitalfunktionen geht es hier vor allem darum, die Hauptursache, den erhöhten Blutdruck, durch Medikamente rasch und deutlich zu senken. Darüber hinaus können meist nur die Symptome wie Übelkeit und Erbrechen gemindert werden, der Patient muss psychisch und physisch absolut ruhig gestellt werden. Maßnahmen, mit denen das Blut verdünnt und/oder die Blutgerinnung gehemmt würde, sind schädlich, da die Blutung dadurch noch verstärkt werden könnte.

Unter bestimmten Umständen kann eine Operation oder Punktion, durch die das ausgeströmte Blut entfernt wird, sinnvoll sein. Diese kann die Überlebenschancen allerdings nur verbessern, wenn es sich um eine gut abgegrenzte Blutung handelt, der Schädelinnendruck nicht zu stark

Nach einer Hirnblutung muss der Blutdruck rasch gesenkt werden

zunimmt und der Patient nicht bereits bewusstlos ist.

Bei einer Subarachnoidalblutung, die ja meist durch Gefäßmissbildungen ausgelöst wird, stellt der Arzt zunächst durch eine Kernspintomographie und Angiographie die Blutungsquelle fest. Mit einer Operation kann die Gefäßmissbildung, die Blutungsquelle, dann meist entfernt werden. Wichtig sind bei dieser Erscheinungsform des Schlaganfalls in jedem Fall schmerzstillende Maßnahmen.

Komplikationen verhindern

Da der Schlaganfallpatient oft in einer lebensbedrohlichen Phase ist, gilt es mögliche Komplikationen zu vermeiden. Typisch für viele Hirninfarkte ist ein Ödem. Als Folge des Schlaganfalls erhöht sich die Durchlässigkeit der feinen Gefäße, und dadurch kann Flüssigkeit ins Gewebe einströmen, wodurch die Stoffwechselfunktionen des Gewebes weiter verschlechtert werden. Das Ödem kann sich bei schweren Infarkten in der gesamten betroffenen Hirnseite ausbreiten, sodass der Druck im ganzen Schädel steigt und die Hirnfunktion in Mitleidenschaft zieht. Hochlagerung, die Zufuhr von Sauerstoff und Medikamente, die dem Gewebe Flüssigkeit entziehen, helfen den Schaden einzudämmen.

Der Einsatz von Kortisonpräparaten wird von Experten als wenig sinnvoll bewertet.

Ödeme treten nach Schlaganfällen recht häufig auf

Die weitere Behandlung

Die Übergänge von der Akutphase eines Schlaganfalls zur Frührehabilitation sind fließend. Die Behandlung mit Medikamenten läuft oft weiter, manche Therapien können erst beginnen, wenn die akute Lebensgefahr vorüber ist. In der Regel wird jetzt auch versucht, die Risikofaktoren, die einen erneuten Infarkt auslösen könnten, zu minimieren. Sobald der Patient wieder ohne Unterstützung atmet und sich der Kreislauf stabilisiert hat, ist eine Verlegung von der Intensivstation möglich.

Dort müssen weiterhin laufend die Vitalfunktionen überwacht werden. Dies ist umso wichtiger, wenn der Patient nach einem schweren Schlaganfall in den ersten Tagen noch nicht voll ansprechbar ist. Das Pflegepersonal wird deshalb auch das Bewusstsein und die Pupillen des Patienten beobachten. Selbst minimale Veränderungen könnten eine lebensbedrohliche Komplikation bedeuten.

Als Folge des Schlaganfalls treten häufig Lähmungserscheinungen (meist

WICHTIG

Isometrische Spannungsübungen unter Anleitung eines Krankengymnasten sind bereits Teil der Frührehabilitation, die so bald wie möglich einsetzen sollte – die ersten Wochen nach einem Schlaganfall sind für den weiteren Verlauf entscheidend.

nur in einer Körperhälfte) auf. Neben einer ausgewogenen Ernährung, regelmäßiger Körperpflege und Überwachung der Nieren- und Darmtätigkeit ist es deshalb besonders wichtig, Beschwerden durch das ständige Liegen zu verhindern. Diese würden den Allgemeinzustand massiv beeinträchtigen und die Genesung verzögern. Hat der Patient in einer Körperhälfte kein Gefühl, ist diese nicht ausreichend durchblutet oder gelähmt, steigt die Gefahr des Wundliegens. Gegenmittel: Ein häufiger Wechsel der Liegestellung nach einer festgelegten Ordnung (abwechselnd Rückenlage, auf der gelähmten Seite und der nicht betroffenen Seite liegen, eventuell im Bett aufsetzen, siehe auch Seite 77). So kann man auch Fehlhaltungen bei gelähmten Gliedmaßen vermeiden. Massagen und durchblutungsfördernde Salben unterstützen dies. Daneben müssen Kontrakturen verhindert werden, Gelenkversteifungen, die durch Inaktivität der Gelenke, Muskeln und Bänder ausgelöst werden und sehr schmerzhaft sind. Dies geschieht neben der Umlagerung vor allem durch leichte Bewegungsübungen.

Ein besonderes Augenmerk muss bei Schlaganfallpatienten auf die Vorbeugung von Thrombosen gerichtet werden. Neben den bekannten Antithrombosestrümpfen hilft es, die Beine möglichst oft hochzulagern oder die Beinmuskeln durch möglichst regelmäßig durchgeführte isometrische Spannungsübungen zu aktivieren.

Rehabilitation

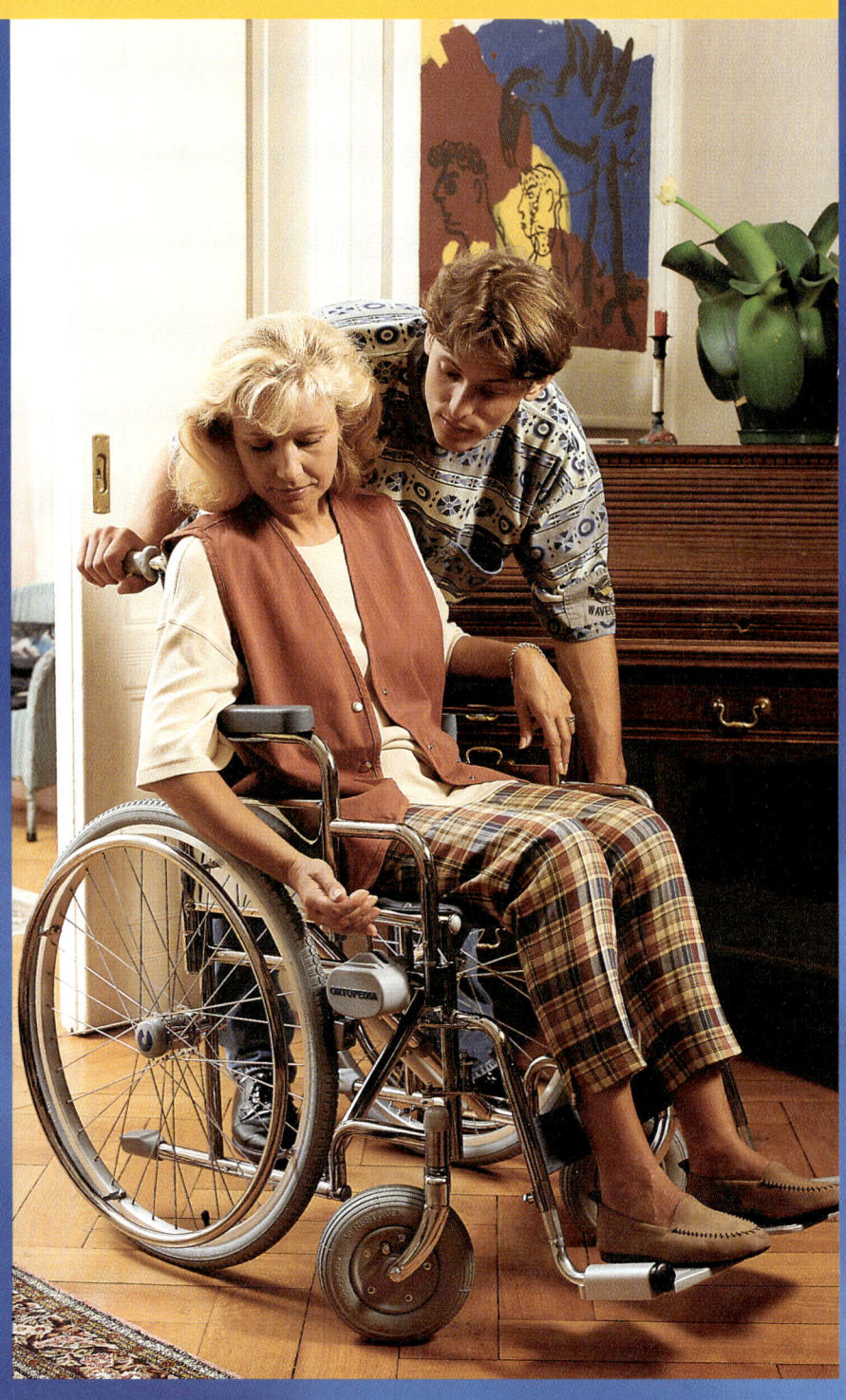

Die häufigsten Beschwerden nach dem Schlaganfall

Typische Folgeschäden

▪ **Halbseitenlähmungen der Muskulatur einer Körperseite:** Dabei muss nicht immer die gesamte Seite gleichmäßig betroffen sein: Funktionsstörugen sind am Arm oft stärker als am Bein. Die gelähmten Gliedmaße sind anfangs meist schlaff, später kommt es zu einer dauerhaften Erhöhung der Muskelspannung, die durch den Versuch rascher Bewegungen noch zunimmt. Zwar lassen sich zum Beispiel Arm und Hand wieder bewegen, doch feine Bewegungen der Finger, gerade im Alltag entscheidend, sind verloren gegangen.

Aber auch im Gesicht können Lähmungen zurückbleiben, und fast immer ist dabei die Muskulatur um den Mund herum betroffen, wodurch der Mundwinkel der gelähmten Körperseite herunterhängt.

▪ **Gleichgewichtsstörungen:** Sie werden durch eine unzureichende Kontrolle über die Körpermuskulatur ausgelöst. Die Folge: der Betroffene ist unsicher beim Stehen und Gehen, die Gleichgewichtsreaktion ist eingeschränkt oder fehlt völlig.

▪ **Sehstörungen:** Besonders häufig kommt es vor, dass beide Augen nicht in Richtung der gelähmten Seite blicken können (medizinisch: Blickpräferenz). Oft ist auch das Gesichtsfeld eingeschränkt und man sieht dann nicht mehr, was sich links oder rechts von einem abspielt – dies erschwert unter anderem die Orientierung.

▪ **Sprachstörungen:** Diese sind oft ganz unterschiedlich ausgeprägt. Viele Betroffene haben zum Beispiel Schwierigkeiten, die richtigen Wörter zu finden. Andere können Worte nur noch entstellt wiedergeben, haben Schwierigkeiten, einen sinnvollen Satz zu bilden oder Verständnisprobleme bei gesprochener und/oder geschriebener Sprache.

▪ **Wahrnehmungsstörungen:** Nach dem Schlaganfall ist oft auch das Gefühl für Wärme, Kälte, Zeit und Ort von Berührungen gestört und gelegentlich haben die Schlaganfallpatienten auch das Schmerzempfinden verloren. Oft vernachlässigen die Betroffenen die ganze gelähmte Körperhälfte, nehmen sie einfach nicht mehr wahr. Sie können dann zum Beispiel die Lage von Arm und Bein und der gesamten betroffenen Körperseite nicht mehr bestimmen.

▪ **Bewegungsstörungen:** Der Patient hat Bewegungen verlernt, er weiß zum Beispiel nicht mehr, wie ein Arm bewegt wird.

▪ **Psychische Störungen:** Besonders häufig sind Konzentrationsstörungen, schnelles Ermüden und plötzlicher Stimmungswechsel.

Grundlagen der Rehabilitation

Durch Rehabilitation wird versucht, die körperlichen und psychischen Funktionen so zu beeinflussen, dass die Lähmungen zurückgehen und der Schmerz nachlässt. Ziel ist, dem Patienten möglichst viel von seiner Unabhängigkeit zurückzugeben, ihm die Rückkehr nach Hause und in den Beruf zu ermöglichen.

Rehabilitation beginnt, nachdem die Vitalfunktionen (Puls, Atmung, etc.) wieder stabil sind. Nach dem Krankenhausaufenthalt wird sie dann in einer speziellen Rehabilitationsklinik fortgesetzt, in der ein Team aus Ärzten, Pflegepersonal und Therapeuten (Spezialisten) eng zusammenarbeitet. In den ersten Wochen wird die Rehabilitation in der Regel in einer Klinik durchgeführt. Ist eine Versorgung rund um die Uhr nicht (mehr) nötig, können die Maßnahmen auch teilstationär (der Betroffene ist z.B. nur tagsüber in der Klinik) oder ambulant (der Betroffene kommt nur für die einzelnen Anwendungen in die Reha-Einrichtung) durchgeführt werden. Grundlage der Rehabilitation ist in der Regel das „Bobath-Konzept" (benannt nach den Erfindern, Dr. Bobath und seiner Frau Berta aus Prag): War es früher das Ziel einer Rehabilitation die gesunde Seite so zu trainieren, dass sie möglichst schnell die verloren gegangenen Funktionen der gelähmten Seite mit übernehmen kann, hat sich heute das gegenteilige Bobath-Konzept durchgesetzt: die verbliebenen Funktionen der betroffenen Körperseite werden während der Rehabilitation durch Schulung der gestörten Bewegungsabläufe und Empfindungen wieder aktiviert und verbessert. Ziele sind dabei möglichst natürliche und harmonische Bewegungen.

WICHTIG

Führen Schlaganfallpatienten eine Bewegung unter Anleitung und Hilfe des Rehabilitationsteams mit der kranken Seite immer wieder korrekt aus, so kann das Gehirn sie neu lernen, in manchen Fällen wird so auch die Erinnerung an den richtigen Bewegungsablauf wieder aktiviert: Man spricht vom „Anbahnen einer Bewegung". Ohne Rehabilitation würden falsche Bewegungsabläufe ausgeführt und vom Gehirn als richtig gespeichert.

Zunächst zielen alle therapeutischen Maßnahmen darauf ab, die erhöhte Muskelgrundspannung abzubauen (Muskelspannung, die anfänglich bei Bewegungsversuchen stark zunimmt und so die Bewegung behindert). Das passiert anfangs durch die richtige Lagerung und eine möglichst optimale Haltung im Sitzen und Stehen, später durch gezielte Muskeldehnung und Stärkung der Muskeln in den gelähmten Körperteilen. Wichtig ist, dem Betroffenen zu helfen, die beiden Körperhälften wieder in ein Zusammenspiel zu bringen und eine Bevorzugung der gesunden Seite zu verhindern.

Die wichtigsten Maßnahmen der Rehabilitation

Ärztliche Betreuung

Der Arzt koordiniert die Arbeit aller Teammitglieder. Abhängig von den Funktionsstörungen und Untersuchungsergebnissen entwickelt er zusammen mit ihnen einen Behandlungsplan, der die einzelnen Therapieschritte festlegt. Wichtig ist dabei, dass alle Mitglieder des Rehabilitationsteams nach einem einheitlichen, individuell auf den Patienten abgestimmten Konzept arbeiten.

Der Arzt überwacht den Behandlungserfolg, die Einhaltung des festgelegten Behandlungsplanes, für dessen Ablauf er verantwortlich ist, und dokumentiert den Verlauf der Rehabilitation schriftlich bei den regelmäßigen Teambesprechungen.

Daneben ist der Arzt natürlich auch weiter für die Behandlung der Schlaganfallursachen sowie für die medizinische Überwachung des Patienten zuständig. Da viele Schlaganfallbetroffene bereits ein höheres Lebensalter erreicht haben, muss er sich auch um auftretende Begleiterkrankungen kümmern, oft auch seelische Veränderungen (Depressionen, Angstgefühle) behandeln.

Krankenpflege

Das Pflegepersonal ist verantwortlich für die Pflege und Versorgung des Patienten. Dazu gehören vor allem die Überwachung der Vitalfunktionen, die Grundpflege (zum Beispiel Waschen, Intimpflege) und die Behandlungspflege (zum Beispiel das Verabreichen von Medikamenten, Spritzen und Infusionen, das Wechseln von Verbänden etc.).

Außerdem übernehmen die Krankenschwestern und -pfleger das Umlagern und auch die Vorbeugung von Komplikationen wie zum Beispiel Thrombosen oder Gelenkversteifungen (siehe Seite 12).

Sobald wie möglich wird der Patient jedoch aktiv in die Pflege miteinbezogen – bei der Lagerung genauso wie beim Aufsitzen im Bett oder beim Aufstehen.

Wo anfangs noch viel Hilfe nötig ist, reicht mit der Zeit oft eine Hand auf der Schulter als Sicherheit (mehr zum Thema Lagerung erfahren Sie auf Seite 74–78).

Zusammen mit den anderen Mitgliedern des Rehabilitationsteams übernimmt das Pflegepersonal häufig außerdem das morgendliche und abendliche Wasch- und Anziehtraining, das Esstraining, die Mobilisierung des Schlaganfallpatienten, das Gehtraining sowie die Schulung der Angehörigen für den richtigen Umgang mit dem Betroffenen.

Krankengymnastik

Neben der richtigen Lagerung sind vor allem Bewegungsübungen unter Anleitung und mithilfe einer ausgebildeten Krankengymnastin entscheidend für die Wiedererlangung der vollen Funktionstüchtigkeit. Die Gymnastik setzt bereits in den ersten Tagen nach dem Schlaganfall ein. Eines der wichtigsten Probleme ist die Spastik, denn durch den Hirninfarkt ist die Muskelgrundspannung stark erhöht. Die krampfartige Spastik beginnt in Fingern, Zehen sowie im Schulterbereich und breitet sich dann über die gesamte gelähmte Seite aus, sodass es nahezu unmöglich wird, eine normale Körperhaltung einzunehmen und gewohnte Bewegungen auszuführen. Zwar ist die Muskelspannung im Liegen kurzzeitig geringer, doch nur richtig durchgeführte Bewegungen können die Spastik auf Dauer abbauen; unterstützend können hier Infrarotbestrahlungen, Teilbäder aber auch Kälteanwendungen eingesetzt werden; Medikamente helfen nur in Einzelfällen.

Ihr besonderes Augenmerk wird die Krankengymnastin auf den Schulterbereich richten. Bei 50 bis 70 Prozent aller Schlaganfallpatienten tritt das Schulter-Hand-Syndrom auf, bei dem es zu Schmerzen im Schultergelenk und einer schmerzhaften Schwellung der gelähmten Hand kommt (die Ursachen hierfür sind noch unklar). Frühzeitig zu lernen mit dem gelähmten Arm richtig umzugehen und zu lagern ist die beste Vorbeugung und die Krankengymnastin wird daher ver-

suchen, durch vorsichtige Übungen die Muskulatur zu kräftigen und dem Betroffenen beizubringen, wie er seinen Arm im Liegen, beim Sitzen etc. richtig lagert.

Wenn nötig, wird der Patient jetzt auch mit dem Rollstuhl und anderen Hilfsmitteln zur Mobilisation vertraut gemacht. Außerdem wird die gestörte Wahrnehmung des eigenen Körpers und das Körpergefühl trainiert.

So wird die Krankengymnastin zum Beispiel versuchen bei der Arbeit mit den Fingern der betroffenen Hand Berührung und Druck so zu dosieren, dass sie eine Antwort darauf erhält.

Ein Bestandteil der Krankengymnastik ist darüber hinaus die physikalische Therapie. Dazu zählt man zum Beispiel Lymphdrainagen für die geschwollenen, gelähmten Gliedmaße, Wärme- und Kälteanwendungen (durch die unter anderem das Temperaturempfinden wieder angeregt werden) und die Wassertherapie (im Wasser können harmonische Bewegungsabläufe leichter durchgeführt und die Muskelgrundspannung gesenkt werden).

Besonders wichtig ist die krankengymnastische Unterstützung, um das Gleichgewichtsgefühl und die richtige Körperhaltung wiederzuerlangen sowie Bewegungsabläufe neu einzuüben. Die Krankengymnastin richtet daher ein besonderes Augenmerk auf das Training für das Stehen und Gehen. Würde dies vernachlässigt, kann der Patient später zwar vielleicht gehen, aber nur „falsch". Und das führt früher oder später zu neuen Schäden (zum Beispiel durch die

Ein wichtiges Ziel der Krankengymnastik ist es, die krampfartige Spastik möglichst rasch abzubauen

Fehlbelastung von Gelenken). Deshalb lernt der Patient unter anderem aufzustehen, aufrecht zu sitzen, zu gehen. Dafür brauchen Krankengymnastin und Patient viel Geduld, denn er muss praktisch bei Null neu beginnen.

Bevor allerdings überhaupt die ersten Schritte eingeübt werden, muss der Patient sicher stehen können. Die Krankengymnastin steht dabei an der Seite des Patienten und gibt ihm Halt und Sicherheit.

WICHTIG

In der Rehabilitation übt die Krankengymnastin die wichtigsten Bewegungsabläufe mit dem Patienten ein; ganz entscheidend ist es aber, dass er dieses Training später auch zu Hause konsequent weiterführt.

Hilfsmittel wie Gehstöcke werden nur in Ausnahmefällen verwendet, da sie das Einüben einer möglichst normalen Gehbewegung eher behindern. Dies gilt vor allem, wenn der Patient sich mit dem Arm der gesunden Seite abstützt. Viel besser ist es, wenn die Krankengymnastin (oder eine andere Person) dem Patienten einen Arm zur Unterstützung anbietet: Man geht auf der betroffenen Seite neben dem Kranken her und hält seinen gelähmten Arm fest (die eine Hand fasst seine Hand, die andere stützt den Arm in Höhe des Ellenbogens). Macht der Patient mit dem betroffenen Bein einen Schritt, müssen Hüfte und Knie

des gesunden Beins gebeugt werden. Wird dann das gesunde Bein angehoben, trägt das kranke das gesamte Körpergewicht, und dann ist es für viele Schlaganfallpatienten nicht einfach, das Gleichgewicht zu halten – doch der unterstützende Arm verleiht Sicherheit.

Ergotherapie

Ergotherapie – bis vor einigen Jahren war sie hauptsächlich unter dem Namen Beschäftigungstherapie bekannt – bedeutet Heilung durch Tätigkeit. Der Betroffene lernt Bewegungen des alltäglichen Lebens neu bzw. übt Strategien, mit denen verlorengegangene Bewegungsabläufe kompensiert werden können. Dabei wird der ganze Körper einbezogen, denn selbst einfachere Bewegungen (zum Beispiel für das Essen oder das Ankleiden) können nur durch das Zusammenspiel von Hand, Arm, Schultergelenk, Kopf, Rumpf und Beinen entstehen.

Das Einüben der Bewegungsabläufe erfolgt auf den ersten Blick zwar oft spielerisch: es wird gemalt, getöpfert, geflochten, mit Bällen oder Bauklötzen gespielt, aber dies sind erprobte Methoden, um die Rückkehr in den Alltag zu trainieren.

Die Behandlung setzt vier Schwerpunkte:

■ **Schulung von Sinnesempfindungen (Sensorik):** Ausgehend von den noch verbliebenen Fähigkeiten wird versucht, die Empfindungen wieder zurückzubringen. Denn ohne

Gefühl zum Beispiel in der Hand besteht die große Gefahr sich zu verletzen oder zu verbrennen – einem Topf sieht man nicht an, ob er heiß ist oder nicht.

■ **Behandlung von Störungen vor allem der feinen Bewegungen des Alltags (Feinmotorik):** Diese sind vor allem in den ersten Wochen nach einem Schlaganfall oft stark gestört. Es fällt schwer oder ist sogar unmöglich einzelne Finger zu bewegen oder zum Beispiel mit der Hand einen Gegenstand zu fassen.

■ **Förderung eines Höchstmaßes an Selbstständigkeit:** Der Patient soll später wieder so weit wie möglich unabhängig von der Hilfe anderer leben.

■ **Umgang mit der Krankheit:** Hilfe, die Krankheit auch psychisch besser zu verkraften, den Funktionsverlust bewältigen zu können.

Die Ergotherapeutin versucht vor allem die betroffene Körperseite zu aktivieren. Dies ist besonders wichtig, wenn die „starke" Seite (also bei einem Rechtshänder die rechte, beim Linkshänder die linke) geschädigt ist. In diesem Fall muss auch die gesunde Hand durch Geschicklichkeitstraining gefördert werden, für den Fall, dass bleibende Funktionsstörungen zurückbleiben. Der Patient muss lernen mit der „schwächeren" Hand zu schneiden, ein Brot zu streichen, sich anzuziehen etc.
Egal ob die „starke" Seite betroffen ist oder nicht: In jedem Fall muss der Patient meist das Schreiben neu lernen. Zuerst werden runde, große Formen gezeichnet (Kreise, Ovale) – die schwungvollen Linien lockern, der Kranke gewinnt Sicherheit im Umgang mit dem Stift. Dann werden Größe und Zeichenrichtung verändert, schließlich einzelne Buchstaben und dann ganze Worte geübt. Schönschreiben ist dabei nicht die Maxime – das würde zu sehr anstrengen und verspannen.

Zum Ende der Rehabilitation hin wird die Ergotherapeutin den Patienten verstärkt auf die Wiedereingliederung in den Alltag, den Haushalt oder den Beruf vorbereiten, indem Bewegungen, die man dort häufig braucht, gezielt trainiert werden. Oft ist die Ergotherapeutin auch eine große Hilfe, wenn es darum geht, die häusliche Umgebung des Patienten seinen Bedürfnissen gemäß auszustatten, sodass er die bestmöglichen Chancen hat, wieder ganz unabhängig zu werden. Teilweise findet die ergotherapeutische Behandlung in der Gruppe statt. Dies kann vor allem bei Depressionen und Gemütsstörungen, die in der ersten Phase nach dem Schlaganfall häufig auftreten, hilfreich sein: Eine Gruppentherapie unterstützt, weckt neuen Optimismus, hilft Besorgnis und Frustration zu vermeiden und kann so verhindern, dass sich der Patient völlig in sich selbst zurückzieht.

Logopädie

Bei ungefähr einem Viertel aller Schlaganfallpatienten kommt es auch zu einer Sprachstörung, der Aphasie. Betroffen sind fast ausschließlich

Vor allem die vom Schlaganfall betroffene Seite wird bei der Ergotherapie aktiviert

Menschen, deren rechte Seite gelähmt ist, also die linke Hirnhälfte geschädigt wurde (siehe Seite 11). Dort liegen die beiden Zentren, die für das Verstehen von Sprache und für das Sprechen zuständig sind.

Die Aphasie kann bei jedem Schlaganfallpatienten andere Auswirkungen haben. Typisch sind:

■ Schwierigkeiten, Gesprochenes und/oder Geschriebenes zu verstehen.

■ Der Patient kann nur noch langsam und mit viel Mühe reden.

■ Einzelne Wörter sind entstellt, Buchstaben oder Silben werden ausgelassen („Kofo" statt „Koffer").

■ Die Wortfindung ist gestört (Amnestische Aphasie). Oft versucht der Patient diese Störungen zum Beispiel durch allgemeine Floskeln wie „na, du weißt schon" zu kompensieren oder er beschreibt die Eigenschaften des fehlenden Begrifffes: statt „Stuhl", „da, wo man drauf sitzt".

■ Schwierigkeiten, aus einzelnen Wörtern einen ganzen sinnvollen Satz zu bilden. Häufig kommt es dadurch zu grammatikalisch falschen Sätzen oder zum Telegrammstil (Broca-Aphasie, benannt nach dem Entdecker des motorischen Sprachzentrums im Gehirn, dem französischen Arzt Paul Broca).

■ Probleme, Gesprochenes zu erfassen. Meist ist zwar die Fähigkeit erhalten geblieben, aus der Situation heraus und durch die Sprechmelodie Informationen zu entnehmen, aus denen man den Gesprächsinhalt erahnen kann. Aber selbst, wenn der Schlaganfallpatient mit einem Kopfnicken Zustimmung signalisiert, muss

das nicht automatisch bedeuten, dass er das Gesagte tatsächlich richtig und vollständig erfasst hat.

■ Bestimmte Wörter werden häufig wiederholt, der Redefluss ist kaum zu bremsen. Diese Patienten sprechen flüssig und ohne Sprachnot, doch die Wörter und Sätze ergeben häufig keinen Sinn (Wernicke-Aphasie, benannt nach dem Entdecker des sensorischen Sprachzentrums im Gehirn, dem deutschen Arzt Carl Wernicke).

Der teilweise Verlust der Sprache, eine bislang völlig selbstverständliche Fähigkeit, wird von den Patienten besonders drastisch erlebt. Wer seine Empfindungen, Gedanken und Pläne plötzlich nicht mehr ausdrücken kann, den Sinn der gesprochenen Worte um ihn herum nicht mehr erfasst, fühlt sich wie hinter einer unüberwindlichen Mauer.

WICHTIG

Es ist wichtig für alle sich klar zu machen, dass eine Sprachstörung keine Denk-, Intelligenz- oder Bewusstseinsstörung ist! Der Betroffene fühlt und denkt wie jeder andere Mensch auch, er ist nur nicht in der Lage dies auch zum Ausdruck zu bringen und das beeinträchtigt die eigene Selbstsicherheit stark.

Deshalb ist es entscheidend, so früh als möglich mit einer Sprachtherapie durch eine Logopädin zu beginnen.

Die Behandlung gliedert sich in drei Abschnitte, die fließend ineinander übergehen:

◼ Sobald es der Zustand des Patienten zulässt, wird die Logopädin versuchen ihn durch Zuwendung, Ansprechen und allgemeine Aktivierung zu sprachlichen Reaktionen anzuregen und ihn zur Mitarbeit zu motivieren. In dieser Phase kommt es vor allem darauf an, einen persönlichen Kontakt aufzubauen und das Vertrauen des Patienten zu gewinnen.

◼ In der zweiten Phase der intensiven Sprachtherapie wird dann am Wiederaufbau der gestörten Sprache gearbeitet. Für Wortfindung, Sprachverständnis, Wort- und Satzbildung, Lesen und Schreiben gibt es spezielle Übungen und spezifische Therapiematerialien. Durch das Sprachtraining werden im Gehirn Ersatzwege zu anderen Nervenzellen geschaffen, die die Aufgaben der beschädigten Sprachzentren zumindest teilweise wieder übernehmen können. Das frühere Sprachvermögen kann dadurch leider allerdings nur in wenigen Fällen völlig wiedererlangt werden. Ziel ist vielmehr, die sprachlichen Fähigkeiten so weit wiederherzustellen, dass eine ausreichende Kommunikation im Alltag und damit ein weitgehend selbstständiges Leben möglich wird. Da durch den Schlaganfall oft auch das sprachliche Gedächtnis gestört ist, müssen die Gedächtnisprozesse ebenfalls wieder gebahnt oder neu aufgebaut werden. Das Erlernte zu behalten, wird durch Zuhör-, Lese-, Sprech- und Schreibübungen sowie durch Auswendiglernen trainiert.

Das frühere Sprachvermögen kann leider nur in ganz wenigen Fällen wiedererlangt werden

◼ Die Übungen müssen auch nach Ende der eigentlichen Sprachtherapie zu Hause fortgesetzt werden, sonst droht ein Rückfall und ein erneutes Verschlechtern der sprachlichen Fähigkeiten (siehe auch Seite 46).

Vor allem anfangs wird die Sprachtherapie einzeln durchgeführt. Gruppentherapien können dann im fortgeschrittenen Stadium helfen, auch in Gesprächen mit mehreren Personen wieder sicherer zu werden. Bis die Sprachtherapie ihr Ziel erreicht hat, ist eine Behandlungsdauer von einneinhalb bis zwei Jahren keine Seltenheit. Neben dem Sprachtraining befasst sich die Logopädin auch mit der Rehabilitation von Ess-, Schluck- und Trinkstörungen. Mehr dazu lesen Sie auf Seite 79/80.

Ernährung

Eine „Schlaganfalldiät" gibt es nicht – wohl aber eine gesunde, abwechslungsreiche Ernährung, die Übergewicht abbaut, den Kreislauf stärkt und Gefäßveränderungen vorbeugt. Ein Blick auf die Risikofaktoren, die zum Hirninfarkt führen können (siehe Seite 23–29), zeigt, wie wichtig dies gerade für Schlaganfallpatienten ist. Eine Diätassistentin kann gemeinsam mit dem Patienten einen Ernährungsplan aufstellen, der hilft, falsche, aber lieb gewonnene Ess- und Trinkgewohnheiten über Bord zu werfen. Berücksichtigt werden muss die Tatsache, dass der Energiebedarf des Schlaganfallpatienten durch das herabgesetzte Bewegungsvermögen reduziert ist. Nicht gespart werden sollte allerdings an frischem Obst und Gemüse, Vollkornprodukten, Milch und Milchprodukten. Sie enthalten viel lebenswichtige Vitamine, Mineralstoffe und Spurenelemente, die gerade in der Erholungsphase vom Körper benötigt werden. Zudem wirken sie einer Verstopfung als Folge der erzwungenen Bewegungsarmut entgegen.

Falls nicht vom Arzt anders verordnet, sollte man darauf achten, dass die Trinkmenge nicht unter zwei Litern am Tag liegt. Besonders geeignet sind Mineralwasser, Früchtetees und Fruchtsäfte. Schwarzer Tee und Kaffee zählen für die tägliche Trinkmenge übrigens nicht mit! Durch ihre natürlichen Bestandteile werden beide rasch wieder aus dem Körper ausgeschieden, zusätzlich entziehen sie dem Körper Flüssigkeit. Alkohol in Maßen ist erlaubt (siehe Seite 26).

Neuropsychologische Rehabilitation

Ein Schlaganfall löst nicht nur körperliche Beschwerden aus, sondern kann auch psychische und kognitive (das Denken und Erkennen betreffende) Probleme mit sich bringen. Zu den Aufgaben des Neuropsychologen gehört vor allem, mögliche Leistungsveränderungen als Folge von Schäden am Gehirn festzustellen und zu behandeln. Durch Gespräche mit dem Psychologen und spezielle neuropsychologische Tests (zum Beispiel Übungen mit geometrischen Figuren,

Denkaufgaben etc., vermehrt auch mit speziellen Computerprogrammen) werden vor allem folgende Bereiche untersucht:

- Wahrnehmung
- Aufmerksamkeit
- Konzentrationsfähigkeit
- Merkfähigkeit für gesprochene Worte, betrachtete Gegenstände oder gelesene Texte (Gedächtnisspanne, kurz- und langfristiges Behalten, Altgedächtnis)
- Lernfähigkeit
- Koordinationsfähigkeit der Bewegungen
- Geistige Flexibilität
- Fähigkeit zum logischen Denken, Planen und Handeln
- Fahrtauglichkeit
- Risiken durch Aufmerksamkeitsstörungen und Vergesslichkeit

Durch ein gezieltes Training lassen sich diese Leistungsfaktoren deutlich verbessern. Ist zum Beispiel das Langzeitgedächtnis gestört, kann der Neuropsychologe dem Schlaganfallpatienten beibringen, sich Informationen durch Eselsbrücken (bildhafte Verknüpfungen) zu merken. Bei Aufmerksamkeitsstörungen lernt der Kranke sich auf eine Aufgabe zu konzentrieren, ohne sich ablenken zu lassen. Positiver Nebeneffekt: Der Schlaganfallpatient spürt, dass er noch etwas leisten kann, es eröffnen sich unter Umständen sogar neue Horizonte (zum Beispiel wenn man in der Therapie das erste Mal mit einem Computer arbeitet).

Der Neuropsychologe arbeitet zumeist in Einzeltherapiestunden mit dem

Patienten. Doch auch Gruppengespräche können sinnvoll sein, zum Beispiel um Erfahrungen auszutauschen und so die Krankheit vielleicht besser zu bewältigen.

Viele Patienten leiden an Depressionen als Folge der einschneidenden Veränderungen der eigenen Lebenssituation, haben resigniert und sind apathisch. Diese Antriebsarmut kann auch die anderen Bereiche der Rehabilitation stark beeinträchtigen – nur wer motiviert mitarbeitet, wird schnell Erfolge erzielen. Auch mit diesen Folgen des Schlaganfalls befasst sich der Neuropsychologe: Je nachdem, wie sich der Betroffene mit den Folgen eines Schlaganfalls auseinander setzt, ob er akzeptiert, resigniert, enttäuscht oder verbittert ist, kann der Spezialist helfen. Ziel ist, dass der Betroffene lernt die Einschränkungen zu akzeptieren und sich eine neue Lebensperspektive sucht. Dies kann allerdings nur funktionieren, wenn der Patient bereit ist über seine Probleme und Konflikte offen zu sprechen. Er muss wissen, dass ihm meist nicht mit einem einzigen guten Rat geholfen werden kann, sondern dass er Hilfe zur Selbsthilfe bekommt.

Der Neuropsychologe hilft dem Kranken, eine neue Lebensperspektive zu finden

Verschiedene Therapieformen

Zwei häufig eingesetzte Methoden, mit denen der Neuropsychologe in problematischen Situationen helfen kann, sind die Verhaltenstherapie und die Gesprächstherapie. Bei Ersterer konzentrieren sich Therapeut und Patient auf einige besonders wichtige Probleme. Gemeinsam wird versucht, herauszufinden, wie das eigene Handeln, Fühlen und Denken das Verhalten beeinflusst. Dann werden gezielte Strategien und Übungen entwickelt, um das Handeln, Fühlen und Denken positiv zu beeinflussen.

Die Gesprächspsychotherapie kommt ganz ohne Übungen aus. Der Patient wählt ein Thema, das ihn gerade besonders beschäftigt und redet mit dem Psychologen darüber. Dieser hört zu, fragt nach und hilft dem Betroffenen so, sich selbstständig an die Hintergründe seines Problems heranzutasten und Gegenmaßnahmen zu entwickeln.

Ein besonders wichtiger Teil der Arbeit des Neuropsychologen ist die Familientherapie, die die Angehörigen aktiv miteinbezieht: Jede schwere Erkrankung verursacht Krisen in der Familie, und die neuen Rollen müssen erst akzeptiert und gelernt werden.

Entspannungstechniken

Auch Entspannungstechniken können hilfreich sein, mit den Folgen des Schlaganfalls besser umzugehen. Zusätzlich mindern sie auch Muskelverspannungen und die muskuläre Spastik. Besonders gut geeignet ist die so genannte progressive Muskelrelaxation nach Jacobsen. Das Prinzip: Muskelgruppe für Muskelgruppe wird bewusst angespannt, dann entspannt und dadurch auch seelischer Stress abgebaut. Andere Entspannungstechniken wie Yoga oder Autogenes Training sind für Schlaganfallpatienten oft zu kompliziert.

Kunst- und Musiktherapie

Diese besondere Form der Psychotherapie dient vor allem dazu, dem Patienten die Chance zu geben, aktiv zu werden. Egal ob beim Malen, Modellieren oder Basteln: Hier kann jeder ohne Zwang und Leistungsdruck von außen lernen wieder Spaß zu haben, sich auszudrücken und auf eine Sache zu konzentrieren, die eigene Kraft wieder zu spüren und die so wichtigen Erfolgserlebnisse zu haben. Ganz nebenbei wird auch die Feinmotorik durch den Umgang mit Stiften oder Materialien trainiert, die räumliche Orientierung kann wiederentdeckt werden, genauso wie das Gefühl für Dimensionen, Farben und Ästhetik.

Eine häufig eingesetzte Methode die anfängliche Hemmschwelle („ich kann nicht zeichnen" oder „für sowas habe ich nicht genügend Phantasie") zu überwinden sind Colllagen: Dabei werden bunte Papierschnipsel aus Illustrierten auf Papier aufgeklebt und so neue Bilder geschaffen.

Auch Musik kann zu therapeutischen Zwecken eingesetzt werden: Sie ist nicht nur ein Mittel zur Entspannung, sondern sie kann Ängste und Depressionen mildern, fördert das Gedächtnis (zum Beispiel wenn sich der Betroffene durch sein Lieblingslied an besonders schöne Momente in seinem Leben erinnert) und kann sogar beim Abbau von erhöhter Muskelspannung helfen. Der Betroffene kann seine Gefühle durch Instrumente auch ohne Worte ausdrücken (Maurice Ravel zum Beispiel hat ein Klavierkonzert für einen Einhänder komponiert!).

Wie Angehörige die Behandlung unterstützen können

Je mehr Vertrauen, Bereitschaft zur Mitarbeit und Verständnis in den Familien herrschen, desto größer sind die Fortschritte, die der Schlaganfallpatient bei der Rehabilitation und Wiedereingliederung ins alltägliche Leben macht.

Deshalb ist es besonders wichtig, mit dem Betroffenen von Anfang an richtig „umzugehen" und – in Absprache mit dem Rehabilitationsteam – mit ihm zu üben. Dieses Training kann dann später, wenn der Patient nach Hause zurückgekehrt ist, fortgesetzt werden. Es kommt nicht darauf an, möglichst viel mit dem Betroffenen zu machen, sondern das Richtige!

WICHTIG

Die Rehabilitation ist nur so gut wie die Angehörigen, die den Betroffenen unterstützen.

51

Acht Regeln für den Umgang mit Schlaganfallpatienten

1. Liebe und Vertrauen zeigen

Berührungen, Zärtlichkeit, Umarmungen – jedes Zeichen von Zuneigung kann dem Betroffenen helfen mit der schwierigen Situation besser fertigzuwerden. Wer weiß, dass andere an seiner Seite kämpfen und für ihn da sind, ist besser geschützt vor Depression, Selbstzweifeln und Unsicherheit. Auch die Erinnerung an schöne, gemeinsame Erlebnisse, das Lieblingslied oder Fotos können positive Erinnerungen auslösen, anregen und so zur Rehabilitation beitragen.

2. Offen sein für Bitten

Als Kind wird man zur Selbstständigkeit erzogen. Das ist gut, doch es hat in der jetzigen Situation einen entscheidenden Nachteil: Vielen Menschen fällt es schwer andere um Unterstützung zu bitten, selbst wenn sie die Hilfe dringend brauchen. Deshalb sollte man dem Betroffenen signalisieren, dass man für ihn da ist und ihn gerne in allen Situationen unterstützt. Allerdings darf Hilfe nicht aufgedrängt werden. Übrigens: Andere um Hilfe bitten zu können, ist gleichzeitig ein wichtiger Schritt hin zur Anerkennung der Erkrankung.

3. Die Krankheit nicht verleugnen

Nur wenn der Patient es schafft, den Schlaganfall und seine oft einschneidenden Folgen zu akzeptieren, kann die Rehabilitation, das heißt die Rückkehr ins alltägliche Leben, Erfolg haben. Wer die Krankheit verleugnet, resigniert und verspielt die Chance eine neue Lebensperspektive zu entdecken. Den Angehörigen kommt die wichtige Aufgabe zu, den Betroffenen beim Prozess des Akzeptierens zu unterstützen. Voraussetzung: Sie müssen selbst lernen, mit der Krankheit umzugehen.

4. Keine „Überbetreuung"

Aus Angst und Mitleid besteht häufig die Gefahr, dem Betroffenen alles abnehmen zu wollen, für ihn zu entscheiden und ihn so in die Rolle eines Kindes zu drängen. Man möchte es ihm möglichst leicht machen, er soll sich schonen, vieles traut man ihm auch einfach noch nicht zu. Dieses gut gemeinte Behüten führt aber oft zu einer gefährlichen Passivität, fördert die Unselbstständigkeit. Das Ziel der Rehabilitation, „Hilfe zur Selbsthilfe", wird ins Gegenteil verkehrt: Statt den Betroffenen auf seinem Weg zurück in den Alltag zu unterstützen, schadet man ihm durch die übertriebene Fürsorge.

5. Die kranke Seite fördern

Vermeiden Sie alles, was den Schlaganfallpatienten dazu bringt, mit der gesunden Seite die Funktionen der kranken zu übernehmen. Auch wenn es auf den ersten Blick einfacher erscheint: Wenn Sie den Betroffenen dazu „verführen" die gesunde Seite verstärkt zu benutzen, nehmen Sie ihm die Chance, allmählich wieder ein Gefühl für diese Körperseite zu bekommen und sie Schritt für Schritt wieder einzusetzen.

Um die Rehabilitationsmaßnahmen zu unterstützen, können Sie mit der gelähmten Seite des Schlaganfall-patienten normale Bewegungsabläufe nachahmen; lassen Sie sich dazu von der Krankengymnastin oder der Ergo-therapeutin einweisen. Und: Beobach-ten Sie die Bewegungen, die Sie mit dem Patienten üben möchten, vorher genau an sich selbst: Wie halte ich das Messer, wie gehe ich mit dem Wasch-lappen um etc.

6. Auf Sprachstörungen Rücksicht nehmen

Besondere Regeln gelten für den Um-gang mit Aphasikern (siehe Seite 46/47): Nur wenn der Betroffene Gelegenheit hat, den Umgang mit der Sprache ständig zu üben, wird die Rehabilita-tion auch in diesem Punkt erfolgreich sein. Deshalb: Fallen Sie ihm nicht ständig ins Wort, lernen Sie auch län-gere Pausen zu ertragen, während er nach den richtigen Wörtern sucht. Kei-nesfalls sollte man vor anderen für ihn sprechen. Seine Worte sind nicht für die Goldwaage gedacht. Statt den Betroffenen ständig zu verbessern, muss man versuchen den Sinn des Gesagten zu verstehen.

Man selbst sollte mit dem Betroffenen in kurzen, einfachen Sätzen sprechen, nicht zu schnell, aber auch nicht über-trieben langsam. Versteht er etwas nicht, nützt es meist nur wenig das-selbe mehrmals zu wiederholen. Bes-ser ist es den Sinn mit anderen Wor-ten zu vermitteln, das Gesagte durch den Gesichtsausdruck, Handbewegun-gen, Einbeziehen von Gegenständen etc. zu unterstützen.

7. Alle Sinne ansprechen

Nicht nur wenn das Sprachvermögen gestört ist, sollten alle Sinne in die Kommunikation einbezogen werden. Durch Fühlen und Agieren kann der Betroffene eine Situation oder das Geschehen schneller und besser er-fahren, als wenn man ihm nur davon berichtet. Hautkontakt ist vor allem für die gelähmte Seite wichtig, um das Fühlen wieder neu zu erlernen. Ein gutes Training fürs Empfinden ist mit verschiedenen Dingen zum Beispiel über den gelähmten Arm zu strei-cheln: eine Hand fühlt sich anders an als ein Säckchen mit Reis, ein Frottee-handtuch oder eine weiche Bürste.

8. Nicht überfordern

Fühlt sich ein Schlaganfallpatient überfordert, werden ihm zu viele, kom-plizierte Fragen gestellt oder scheint eine Aufgabe für ihn unlösbar, reagiert er oft aus Angst aggressiv. In solchen Situationen heißt es gelassen zu blei-ben und Geduld zu bewahren. Teilen Sie alle Aufgaben so auf, dass der Be-troffene sie Schritt für Schritt bewälti-gen kann und zögern Sie nicht, profes-sionelle Hilfe (zum Beispiel durch einen Psychologen) in Anspruch zu nehmen, wenn Sie nicht mehr weiter wissen.

Bei Überforderung reagiert der vom Schlaganfall betrof-fene Mensch aus Angst z. T. aggressiv

Bewegungsübungen

Zu den schwerwiegendsten Folgen eines Schlaganfalls gehören, wie be-reits mehrfach erwähnt, Bewegungs-störungen. Sie beeinflussen unter an-derem die Fähigkeit zu gehen, Arme und Beine wie gewohnt zu gebrauchen. Selbst einfache, alltägliche Aktivitäten wie baden, kämmen, essen, Treppen steigen oder sich auf einen Stuhl setzen können große Schwierigkeiten bereiten. Hilfe von außen ist unumgänglich.

Muskelkraft und Koordination können trainiert werden: mit einfachen Übungen die Arme und Beine stärken, die Ausdauer verbessern, die Flexibilität der Gelenke erhöhen und Gleichgewichtsstörungen bekämpfen. Ohne Training würden sich die Muskeln auch auf der gesunden Seite langsam zurückbilden, die Gelenke versteifen. Selbst wenn der Betroffene die Übungen selbst ausführen kann, ist es wichtig, ihn dabei zu unterstützen: Sei es, indem man aufpasst, dass sich keine falschen Bewegungsabläufe einschleichen (was wegen des gestörten Körpergefühls sonst oft gar nicht bemerkt werden würde), sei es, um die Übung anzuleiten, wenn der Schlaganfallpatient Schwierigkeiten beim Lesen hat oder sich einen ganzen Ablauf nicht mehr merken kann. Ein Helfer

kann auch viel dazu beitragen, den Patienten beim Üben zu motivieren. Bei schweren Bewegungsstörungen kann es auch nötig sein, den Übenden durch Hilfestellungen (zum Beispiel Anheben des Armes) zu assistieren. Selbst bei völliger Lähmung können Kranke profitieren, wenn ein Helfer die Übungen als passive Bewegung mit dem Arm bzw. Bein des Betroffenen nachvollzieht.

Ohne Einverständnis des Arztes und der Krankengymnastin zu üben kann gefährlich sein und die Erfolge der Rehabilitation behindern! Durch falsche und unsachgemäße Hilfe der Angehörigen kann sich zum Beispiel die Muskelspastik oder das Schulter-Hand-Syndrom verschlechtern. Je nach Ausmaß der Beeinträchtigungen kann es auch möglich sein, dass nur wenige oder überhaupt keine der folgenden Übungen für den Betroffenen geeignet sind!

Es ist besser, mehrmals am Tag für kürzere Zeit zu trainieren, als eine halbe Stunde am Stück. Wenn der Schlaganfallpatient sich nicht wohl fühlt oder absolut keine Lust hat, sollte man die Übungen besser ausfallen lassen. Trainiert wird am besten auf einer Gymnastikmatte oder einem anderen festen Untergrund, der allerdings etwas nachgeben muss. Die Kleidung sollte bequem sein und die Bewegungen nicht behindern. Bequeme, feste Schuhe sind ratsam. Ist das Empfinden gestört, den Fuß der gelähmten Seite unbedingt regelmäßig auf gerötete Druckstellen, Schwellungen oder Blasen untersuchen und gegebenenfalls einen Arzt aufzusuchen.

Übungen für Schlaganfallpatienten mit leichteren Bewegungsstörungen

Ziel: Die Körperhaltung verbessern, Defizite in Koordination, Muskelkraft und Gleichgewichtssinn über Bewegungsabläufe optimieren, um Alltagsbewegungen neu zu erlernen.

1. Die Schultermuskeln stabilisieren

Der Patient sitzt am Tisch und greift mit der betroffenen Hand nach einem Gegenstand (zum Beispiel einem Becher) und lässt ihn wieder los. Variation: Der Kranke liegt auf dem Rücken, die Arme sind am Körper entlang ausgestreckt. Jetzt greift er mit der Hand zum Kopf, fährt über Kopf und Haare und dann streckt er die Hand Richtung Decke. Jetzt den Arm zurücklegen und diese „Greifbewegung" langsam einige Male wiederholen. (Abb. 1)

2. Die Kontrolle über Hüfte und Knie verbessern

Rückenlage, die Knie sind angezogen, die Füße stehen fest auf dem Boden. Nun langsam die Ferse des betroffenen Beines nach unten schieben, sodass das Bein ausgestreckt wird. Anschließend auf gleichem Weg zurück zur Ausgangsposition. Die Ferse muss immer Bodenkontakt behalten! (Abb. 2)

3. Die Hüfte aufs Gehen vorbereiten

Auf dem Rücken liegend beide Beine anziehen und dann abwechselnd Gehbewegungen ausführen. (Abb. 3)

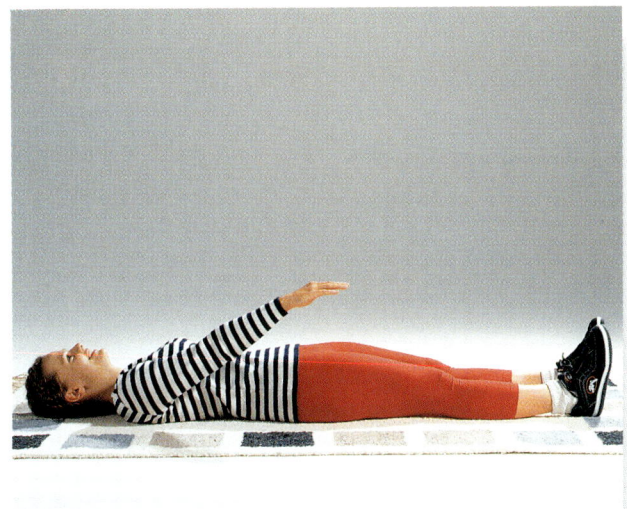

Abbildung 1

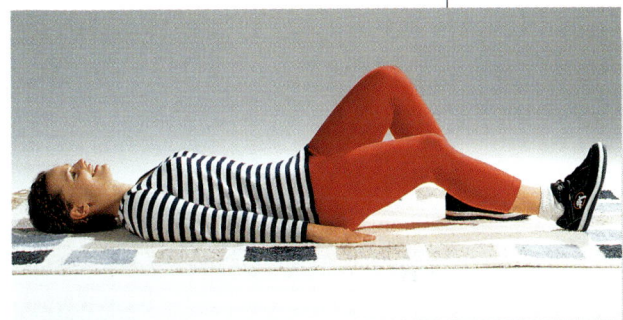

Abbildung 2

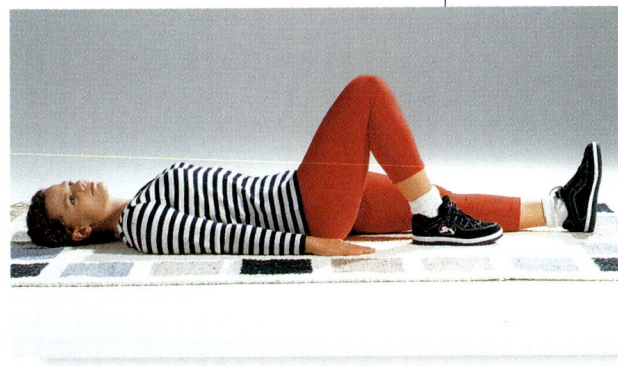

Abbildung 3

4. Die Gewichtsverlagerung verbessern (wichtig beim Gehen)
Rückenlage, die Knie sind angebeugt, die Füße stehen fest auf dem Boden. Zuerst das Steißbein, dann die Hüften einige Zentimeter vom Boden abheben und in der Luft halten. Die Knie sollten während der gesamten Übung angebeugt bleiben. Aus dieser Position langsam die linke Hüfte etwas absenken, sodass sich das Becken zur linken Seite dreht. Zurück zur Mitte, beide Hüften sind gerade. Dann die rechte Hüfte absenken, das Becken dreht nach rechts. Wieder zur Ausgangsstellung zurückbewegen und die Hüften auf dem Boden ablegen. Kurz ausruhen und die Gewichtsverlagerung noch mal von vorne beginnen. (Abb. 4a und b)

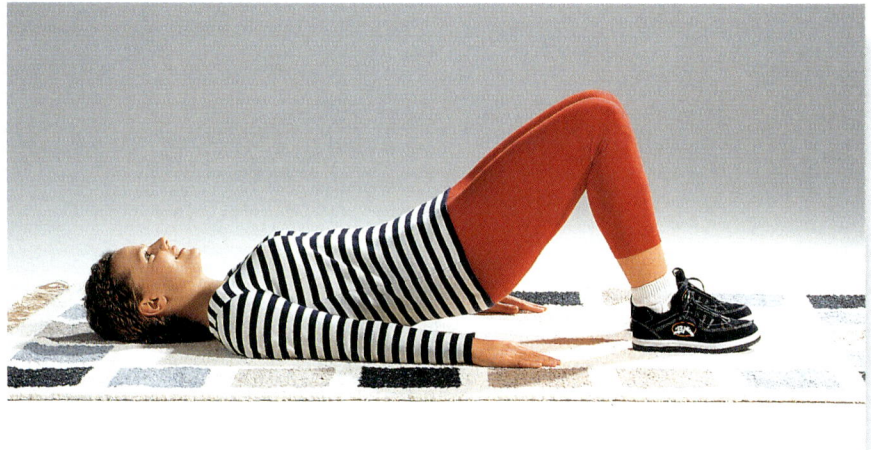

Abbildung 4a

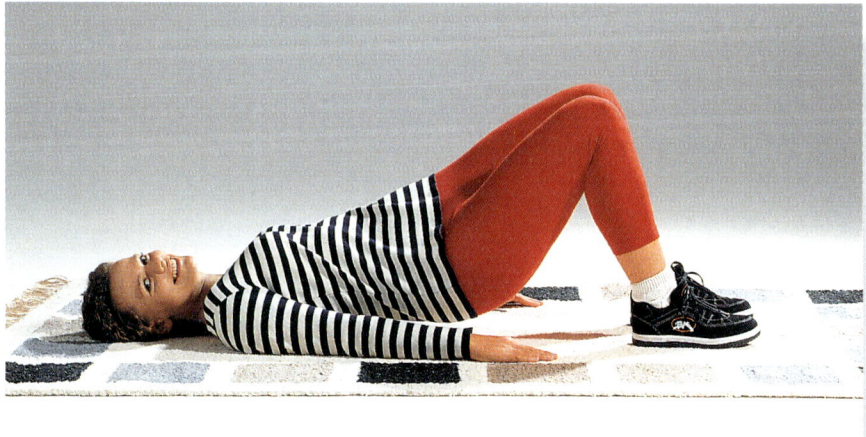

Abbildung 4b

56

5. Den Gleichgewichtssinn und das allgemeine Körpergefühl stärken

Diese Übung ist für viele ältere Schlaganfallpatienten oder Betroffene mit starken Gleichgewichtsstörungen nicht geeignet – fragen Sie bitte den Arzt oder die Krankengymnastin. Zur Sicherheit sollte man während des Trainings dicht neben dem Übenden stehen, falls er das Gleichgewicht verliert.

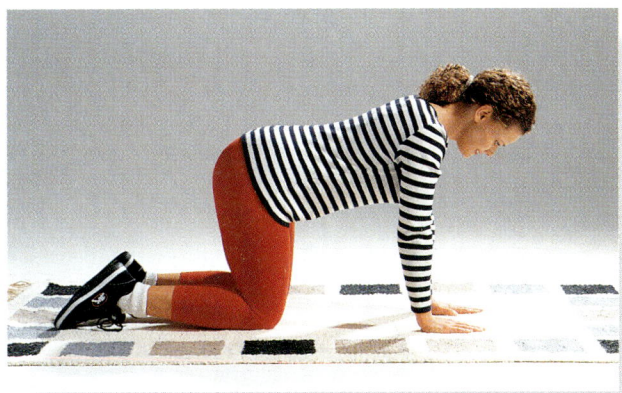

Abbildung 5a

Auf alle viere gehen (das Gewicht sollte gleichmäßig auf beide Arme und Beine verteilt sein). Jetzt den Po und den gesamten Oberkörper nach schräg hinten so weit wie möglich zur rechten Ferse bewegen, dann so weit wie möglich nach vorne zur linken Hand. Die Bewegung mehrmals wiederholen, dabei sanft von einer zur anderen Position schaukeln. Die gleiche Übung nach hinten links und vorne rechts wiederholen. (Abb. 5a, b und c)

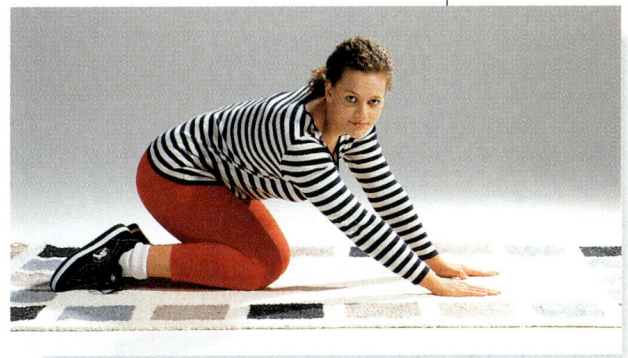

Abbildung 5b

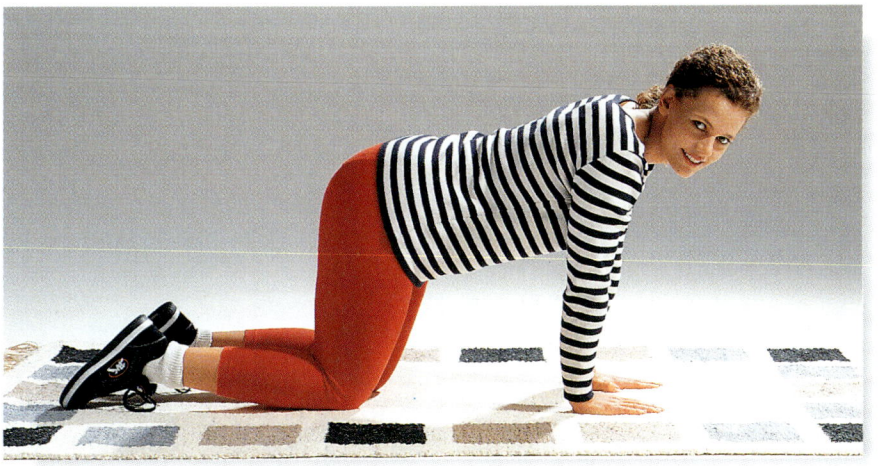

Abbildung 5c

6. Die Gleichgewichtsverlagerung verbessern und die Knie auf Gehbewegungen vorbereiten

Der Übende muss sich an einer festen Fläche, die etwa hüfthoch sein sollte, abstützen (zum Beispiel eine Kommode oder die Arbeitsplatte in der Küche). Mit der gesunden Seite stehen Sie neben der Stütze, mit dem gesunden Arm stützen Sie sich dort ab. Nun den gesunden Fuß auf einen kleinen Hocker stellen oder leicht anheben, sodass man auf dem betroffenen Fuß steht. Das betroffene Bein langsam und vorsichtig beugen und wieder strecken, wenige Zentimeter reichen! Die Bewegung einige Male wiederholen. Es kommt bei dieser Übung vor allem darauf an, die Bewegung zu kontrollieren, das Knie darf beim Beugen nicht nach vorne knicken, beim Strecken nicht zurückschnappen. (Abb. 6)

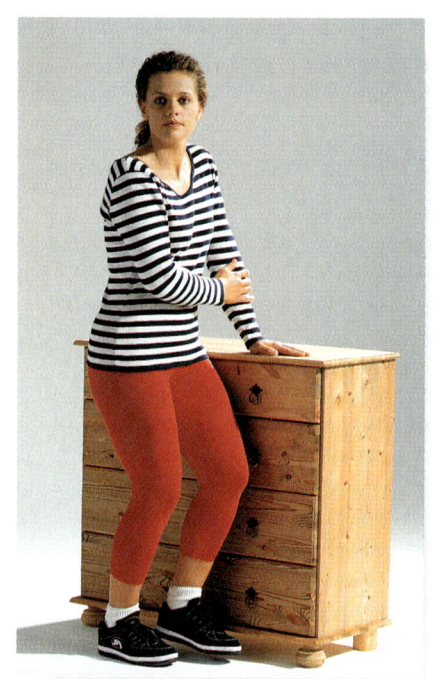

Abbildung 6

7. Gewichtsverlagerung verbessern, gleichzeitig Hüft- und Beckenmuskulatur stärken

Wieder auf einer festen Fläche abstützen, diesmal davor stehend. Halten Sie sich dabei mit beiden Händen an der Kante fest. Verlagern Sie jetzt das Körpergewicht auf das rechte Bein und strecken Sie dann den linken Fuß ein Stück zur Seite. Wichtig: der Rücken bleibt gerade, die Knie sind gestreckt. Gehen Sie zurück zur Ausgangsposition und verlagern Sie das Gewicht auf das linke Bein. Die gleiche Übung mit dem rechten Bein wiederholen. Mit beiden Beinen abwechselnd mehrere Male trainieren. (Abb. 7)

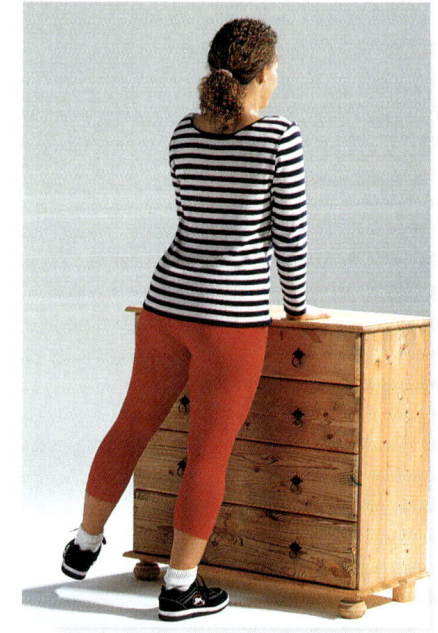

Abbildung 7

Übungen für Schlaganfallpatienten mit schwereren Bewegungsstörungen

Ziel: Die Muskeln der betroffenen Seite lockern, ihre Flexibilität erhöhen, das Gleichgewichtsgefühl und die Koordinationsfähigkeit verbessern, Schmerzen und Steifheit vermindern, wieder normalere Bewegungsabläufe erlernen.

Bei diesen Übungen ist die Reihenfolge nicht willkürlich gewählt: Bitte den Ablauf Rückenlage, Liegen auf der gesunden Seite, Sitzen und Stehen einhalten. Wichtig ist außerdem: Nicht möglichst schnell die Übungen hinter sich bringen wollen – der Kranke muss sich die Zeit nehmen können, die er braucht.

1. Die Beweglichkeit der Schulter verbessern

Rückenlage (am besten im Bett mit einer harten Matratze), die gesunde Hand umfasst von innen das Handgelenk der betroffenen Seite (am Kleinfingerballen), die Handfläche ist zum Patienten gerichtet. So die Hände auf den Bauch legen, dann langsam beide Arme nach oben in Richtung Kopf ausstrecken, die Ellenbogen sollten gestreckt sein. Die Hände wieder zurücklegen.
Bei Schmerzen, die Bewegung nur bis zu dem Punkt durchführen, wo der Schmerz anfängt. Schritt für Schritt wird sich der Punkt durch das Training nach hinten verschieben. (Abb. 8)

2. Die Beweglichkeit der Schulter erhalten

(unter anderem wichtig für Betroffene, die Schwierigkeiten haben, sich im Bett umzudrehen) Rückenlage, die Hände wie in Übung 1 auf den Bauch legen. Langsam die Hände direkt über der Brust anheben, dadurch werden die Ellenbogen gestreckt. Jetzt die Hände vorsichtig etwas zur rechten Seite bewegen und wieder zurück zur Mitte. Dann die gleiche Bewegung zur linken Seite ausführen und zurück zur Mitte. Zum Schluss die Ellenbogen wieder beugen und die Hände auf den Bauch legen. Bei Schmerzen in den Schultern die Hände nicht so weit zur Seite bewegen. (Abb. 9)

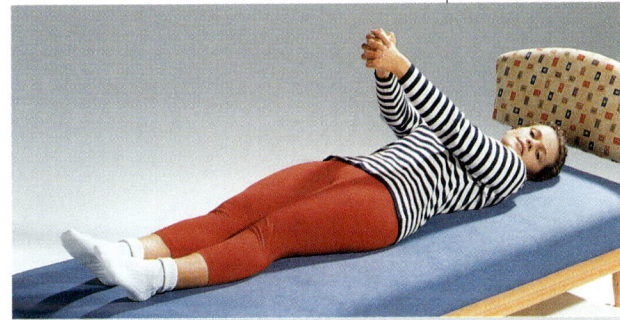

Abbildung 8

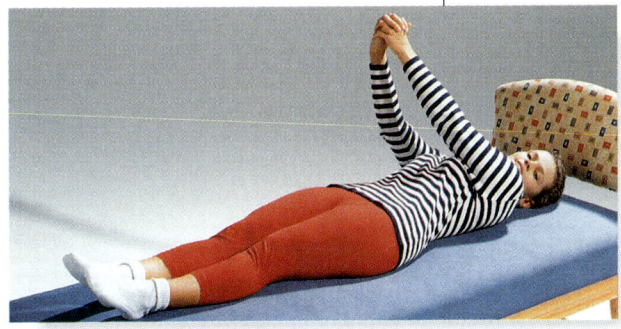

Abbildung 9

3. Die Beweglichkeit im Hüft- und Beckenbereich sowie in den Knien verbessern (kann helfen, Steifheit zu vermindern und erleichtert das Drehen im Bett)
Rückenlage, die Hände auf den Bauch legen und verschränken, die Arme sind angewinkelt. Beide Knie anziehen, die Füße flach auf den Boden (oder die Matratze) stellen. Jetzt beide Knie langsam so weit wie möglich zur rechten Seite bewegen und wieder zurück, die Knie dabei eng zusammenhalten, die Füße bleiben fest am Boden. Die gleiche Bewegung langsam auch zur linken Seite und wieder zurück durchführen. Der Helfer sollte den Betroffenen bei dieser Übung immer wieder darauf hinweisen, wenn die Knie nicht mehr eng zusammenliegen und den betroffenen Fuß stabilisieren. (Abb. 11)

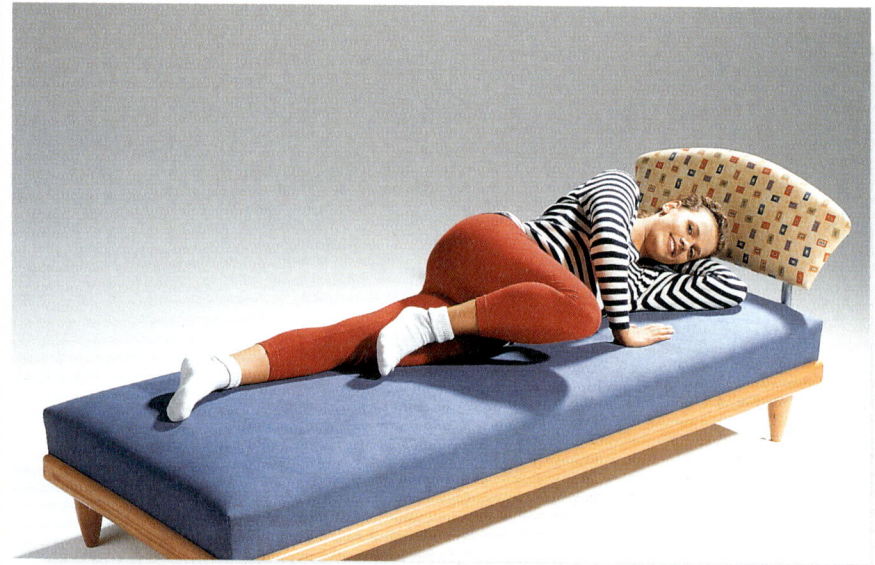

Abbildung 10

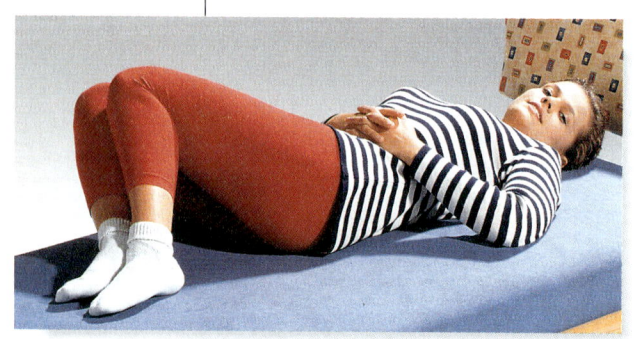

Abbildung 11

4. Die Beweglichkeit von Hüfte und Knie verbessern, Gehbewegungen anregen (hilft auch beim Aufsitzen auf der Bettkante)
Seitenlage, die Beine eng beieinander. Das Knie der betroffenen Seite anbeugen und vorsichtig so weit wie möglich in Richtung Brust ziehen. Ein Helfer kann das Bein dabei unterstützen. Zurück in die Ausgangsposition. (Abb. 10)

5. Die Ellenbogenmuskeln stärken
(wichtig, wenn man sich aus einer liegenden Position aufrichtet und umgekehrt)
Diese Übung ist nicht geeignet, wenn die Schulter des Betroffenen (noch) nicht stabil ist und/oder das Körpergewicht nicht tragen kann. Bitte vorher den Arzt oder die Krankengymnastin fragen!
Auf einer festen Matratze oder einem Sofa sitzend, den Unterarm der betroffenen Seite neben sich auf die Oberfläche legen, die Handfläche zeigt nach unten (wenn möglich). Langsam das Gewicht des Oberkörpers auf den angebeugten Ellenbogen verlagern. Unter Umständen ist ein Helfer nötig, damit der Betroffene nicht das Gleichgewicht verliert. Jetzt die Hand gegen die Oberfläche drücken, gleichzeitig den Ellenbogen strecken und so eine aufrechtere Sitzposition einnehmen (eventuell ist Unterstützung nötig, um ein plötzliches Zusammenklappen im Ellenbogen zu verhindern). Den Ellenbogen langsam wieder anwinkeln und den Unterarm zurück in die Ausgangsposition bringen. Mehrmals wiederholen. (Abb. 12a und b)

6. Die Steifheit im Rumpf abbauen und die Drehbewegung einüben, die der Körper zum Gehen beherrschen muss
Für diese Übung muss der Betroffene ein gutes Gleichgewichtsgefühl haben und selbstständig sitzen können. Wenn das Gleichgewichtsgefühl gestört ist, kann ein Helfer sich vor den Betroffenen stellen und die Arme durch den Bewegungsablauf führen. Sitzt der

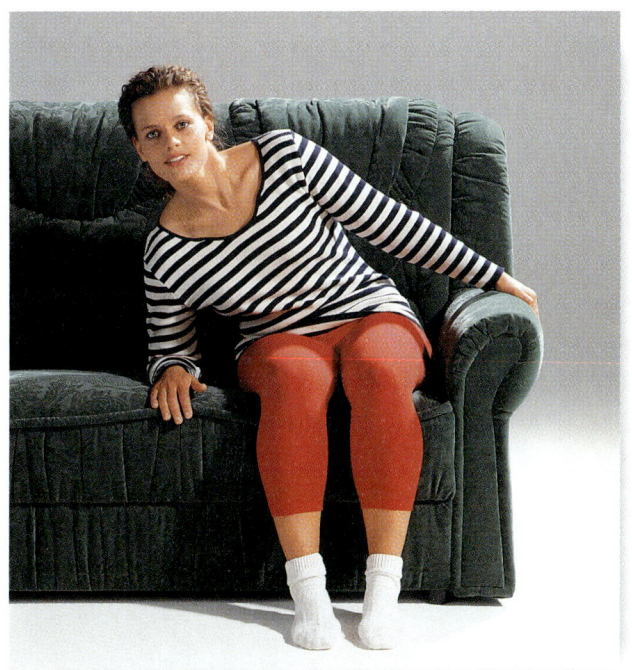

Abbildung 12a

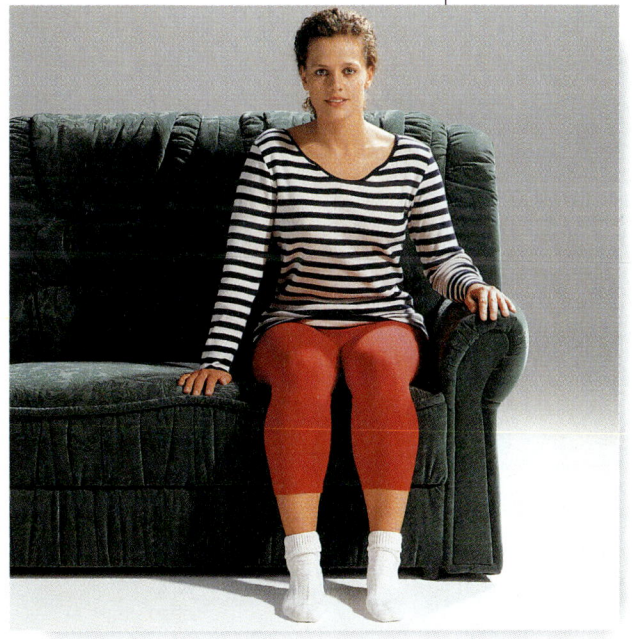

Abbildung 12b

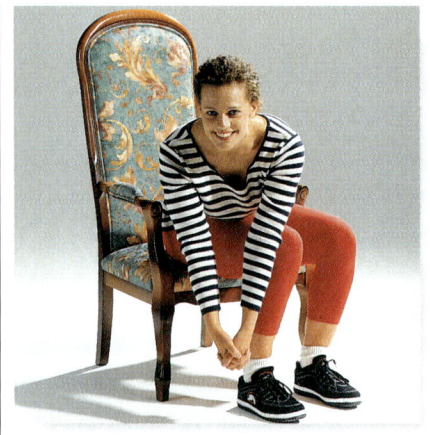

Abbildung 13a

Patient im Rollstuhl, kann er statt dieser Übung rechts und links neben den Füßen auf den Boden greifen.

Auf einem harten Stuhl mit gerader Sitzfläche sitzend, die Füße flach auf den Boden stellen (alternativ kann die Übung auch auf einem Sofa durchgeführt werden). Die betroffene Hand wie in Übung 1 fassen und so beide Arme vor dem Körper ausstrecken, bis die Ellenbogen gerade sind. Jetzt vorbeugen und die Hände abwechselnd zum rechten und linken Fuß bewegen. (Abb. 13a und b)

7. Bewegungen einüben, die zum Aufstehen aus einer Sitzposition nötig sind

Auf einem harten Stuhl sitzend (der an einer Wand lehnt, um das Wegrutschen während der Übung zu verhindern), die Füße ca. 20 Zentimeter auseinander flach auf den Boden stellen. Die Hände wie in Übung 1 halten und beide Arme vor der Brust ausstrecken, bis die Ellenbogen gerade sind. Dann die Hüfte auf die Stuhlkante schieben

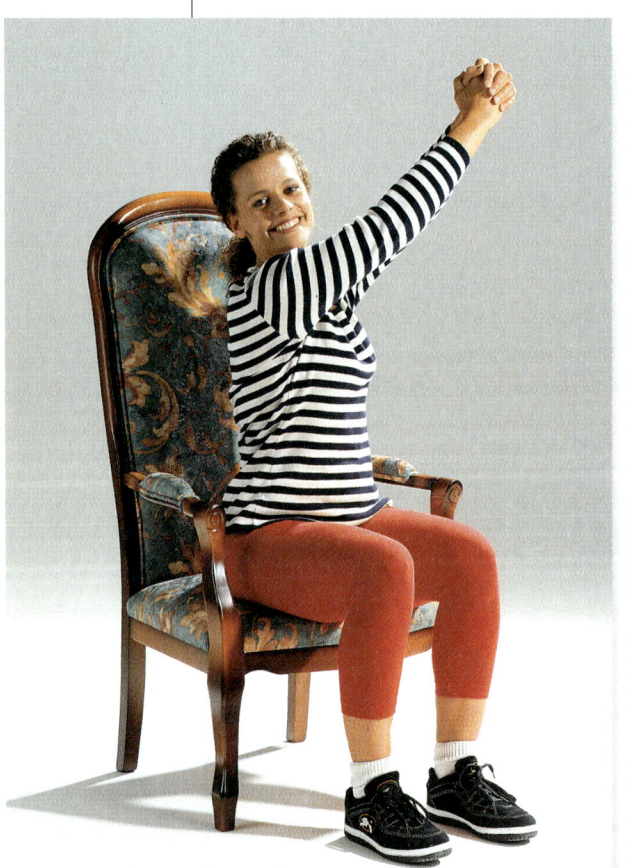

Abbildung 13b

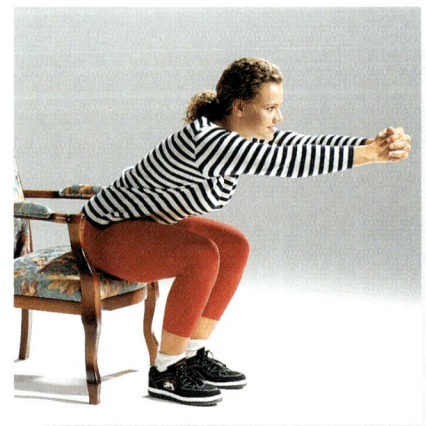

Abbildung 14a

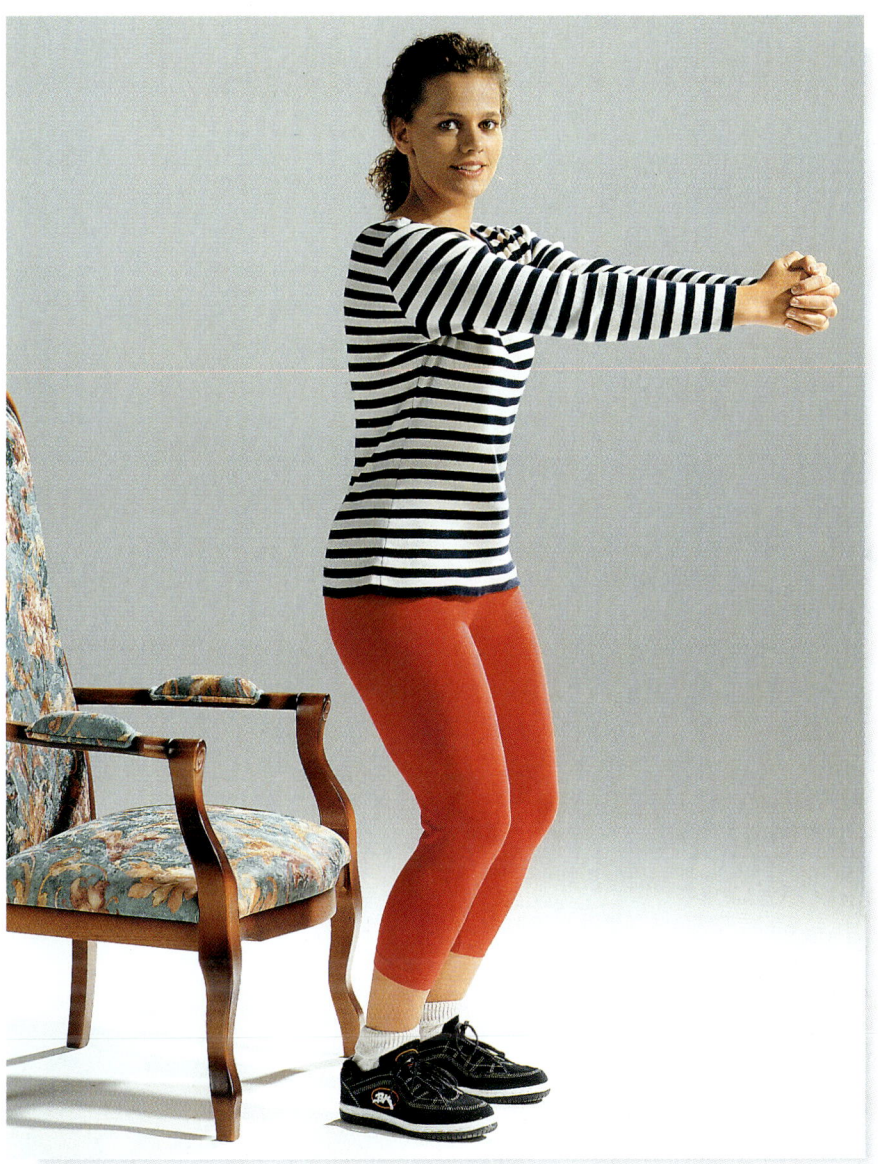

Abbildung 14b

und so vorsichtig etwas nach vorne schaukeln, dabei die Hüften leicht von der Sitzfläche anheben. Langsam wieder zurücksetzen. Schlaganfallpatienten mit gutem Gleichgewichtsgefühl können – sobald sie diese Übung gut beherrschen – auch versuchen, so bis zum Stand zu kommen. Ein Helfer, der den Betroffenen im Notfall abstützt, ist dabei allerdings unbedingt nötig! (Abb. 14a und b)

8. Die Beweglichkeit in den Knöcheln erhalten (wichtig beim Gehen)

Sind die Beweglichkeit und das Empfinden im betroffenen Arm stark beeinträchtigt, vorher unbedingt den Arzt oder die Krankengymnastin fragen! Etwa eine Armeslänge von einer Wand entfernt stehen, die Knie sind gestreckt, die Füße stehen fest und parallel nebeneinander (bei schweren Störungen hüftbreit auseinander) auf dem Boden. Die betroffene Hand in Brusthöhe an die Wand legen, die gesunde Hand hält die betroffene in dieser Position fest. Jetzt langsam die Ellenbogen beugen, dabei an die Wand lehnen (ein leichtes Ziehen im unteren Rückenbereich ist dabei normal). Die Fersen müssen fest am Boden bleiben. Dann die Ellenbogen strecken und den Körper von der Wand wegdrücken. (Abb. 15a und b) Zusatz für Fortgeschrittene: Den nicht betroffenen Arm und Rumpf langsam nach hinten wegdrehen und sich dabei langsam von der Wand lösen, sodass die betroffene Seite sich selbstständig abstützt.

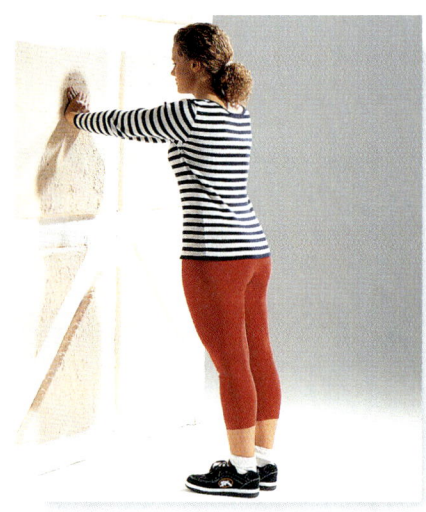

Abbildung 15a

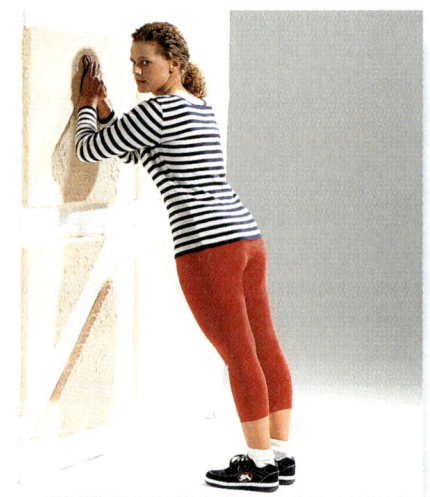

Abbildung 15b

Aufstehübung nach einem Sturz

Solange das Gleichgewichtsgefühl gestört ist, die Muskeln schwach oder sogar gelähmt sind, kommt es leider häufig vor, dass ein Schlaganfallpatient stürzt (meist allerdings ohne schlimmere Folgen). Einen hundertprozentigen Schutz davor könnten nur Bettruhe und – in der Folge davon – Unselbstständigkeit bieten: das Schlechteste, was man nach einem Schlaganfall machen kann.

Besser also, zusammen mit dem Betroffenen das Aufstehen nach einem Sturz einzuüben. Am Anfang wird beim Aufstehen oft Unterstützung nötig sein, doch mit dieser Übung kann der Betroffene sich leicht selbst vom Boden auf einen Stuhl oder ein Sofa setzen:

1. Schritt: Knie anbeugen und sich mit der gesunden Seite nahe einem schweren Stuhl oder einem Sofa seitwärts aufsetzen. (Abb. 16a)

2. Schritt: Um die Hüften vom Boden anzuheben, den gesunden Unterarm auf die Sitzfläche legen und sich auf den Ellenbogen abstützen. Das Körpergewicht auf das gebeugte Bein verlagern, das näher am Stuhl bzw. Sofa lehnt, den Arm auf der Sitzfläche nach unten drücken und gleichzeitig die Hüften nach oben bewegen. (Abb. 16b)

3. Schritt: Den Fuß des gesunden Beines flach auf den Boden stellen. Dazu den Arm, der auf der Sitzfläche liegt,

ausstrecken, sodass man sich mit der Hand abstützt. Dadurch wird ein Teil des Gewichtes vom Bein auf die Hand verlagert, sodass das Aufstellen des Fußes erleichtert wird. Anfangs kann Hilfe nötig sein, um das betroffene Bein während des Aufrichtens in der Knieposition zu halten. (Abb. 16c)

4. Schritt: Während man den Oberkörper nach vorne, zum Stuhl hin, lehnt, gleichzeitig mit dem aufgestellten Fuß und der Hand auf der Sitzfläche abdrücken. Die Hüfte zum Stuhl bzw. Sofa hin drehen und die Pobacken auf der Kante absetzen. Das Gewicht jetzt nach hinten auf die Sitzfläche verlagern. (Abb. 16d)

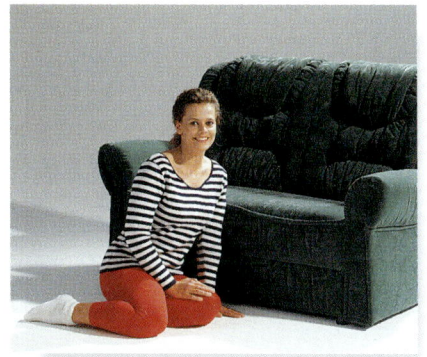

Abbildung 16a

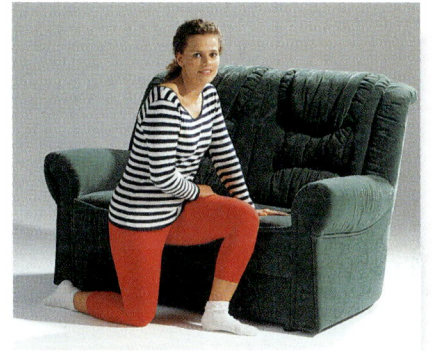

Abbildung 16c

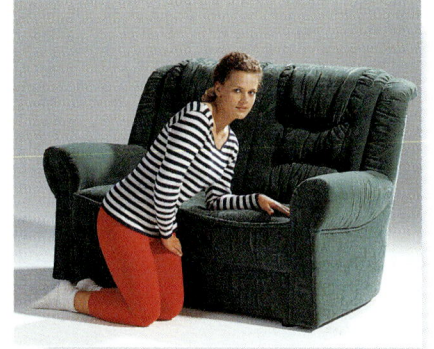

Abbildung 16b

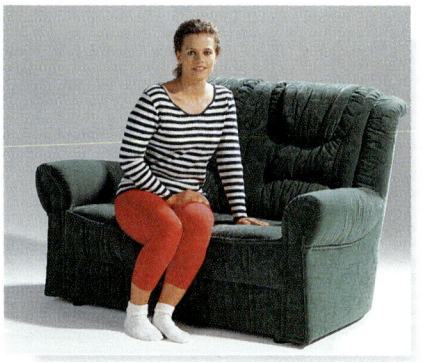

Abbildung 16d

Sprachübungen

Neben den Grundregeln für den Umgang mit Aphasikern (siehe Seite 46), gibt es einige einfache Übungen, die das Sprachbewusstsein schulen. Grundsätzlich gilt: Man sollte nur in entspannter Atmosphäre üben, keinen Leistungsdruck aufbauen. Achten Sie darauf, dass der Betroffene es bequem hat, die Lichtverhältnisse angenehm sind und Sie nicht gestört werden. Das Sprachtraining sollte keinesfalls länger als 30 Minuten dauern. Wenn der Schlaganfallpatient müde wird oder die Lust verliert, sollte die Übung besser abgebrochen und auf später oder den nächsten Tag verschoben werden. Wichtig: Sparen Sie nicht mit Lob – das ist jetzt besonders wichtig.

Die folgenden Übungen dienen als Anregungen. Mit ein bisschen Fantasie können Sie leicht selbst ähnliche entwickeln. Vorsicht: Anfangs können einige der Übungen für manche Schlaganfallpatienten noch zu schwer sein. Denken Sie daran, den Betroffenen nicht zu überfordern!

■ Legen Sie einige gebräuchliche Haushaltsgegenstände bereit (zum Beispiel Besteck, einen Handbesen, eine Zahnbürste etc.) und bitten Sie den Kranken auf die Gegenstände zu deuten, die Sie ihm nennen. Variante: Statt ihn beim Namen zu nennen, beschreiben Sie, was man mit dem Gegenstand machen kann.

■ Blättern Sie gemeinsam im Fotoalbum. Fragen Sie den Patienten, welche der Personen er erkennt, reden Sie darüber, was auf dem Bild gerade passiert, wann und wo das war.

■ Singen Sie gemeinsam. Oft können die Betroffenen die Wörter besser singen als sprechen!

■ Hat der Betroffene große Schwierigkeiten beim Schreiben, ist das Abpausen oder Nachmalen von Schlagzeilen aus Tageszeitungen (Buchstabe für Buchstabe) ein sinnvolles Training.

■ Lassen Sie sich vorlesen – am besten aus einem Buch in Großdruckschrift (zum Beispiel aus der Bücherei).

■ Versuchen Sie gemeinsam, aus zehn Buchstaben (zum Beispiel aus einem „Scrabble-Spiel) möglichst viele sinnvolle Wörter zu bilden.

■ Spielen Sie Memory. Viel entscheidender, als passende Bildpaare zu finden, ist es, über die abgebildeten Gegenstände zu reden – was es ist, wie es aussieht (Farbe, Größe etc.), was man damit alles anfangen kann.

■ Wenn sich die Störungen bereits etwas gebessert haben, sind alle Spiele, die den Umgang mit Zahlen und Buchstaben fördern, ein ideales Training – egal ob „17 und 4", „Scrabble", „Domino" oder ein einfaches Kreuzworträtsel.

Dehnen Sie das Sprachtraining nicht zu lange aus, und sparen Sie nicht mit Lob

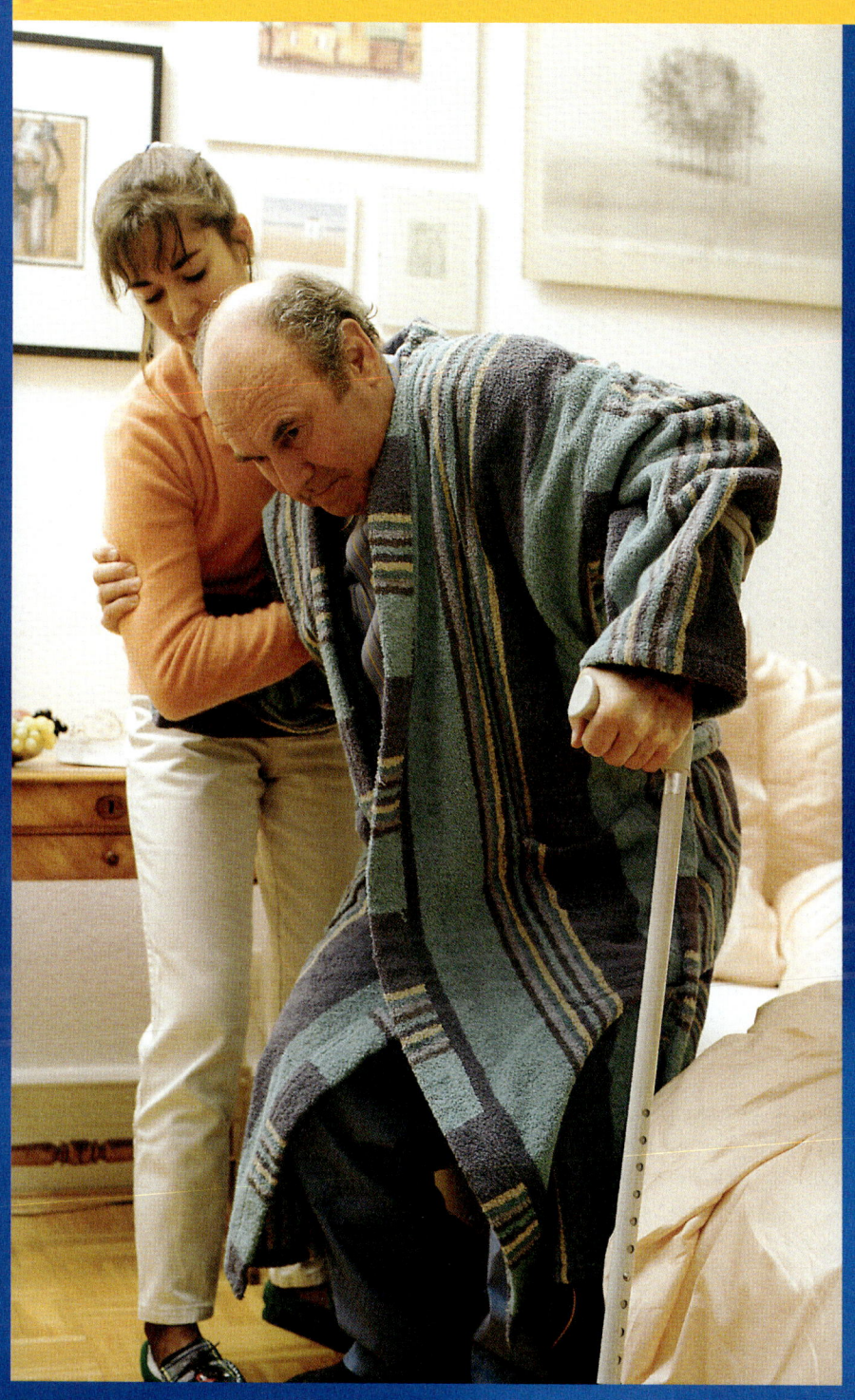

Die Rückkehr aus der Klinik

Rehabilitation dauert lebenslang. Nur bei leichteren Krankheitsverläufen ist nach der Therapie in einer speziellen Rehabilitationseinrichtung kein weiterführendes Programm mehr nötig. In den meisten Fällen wird der Schlaganfallpatient jedoch mit mehr oder weniger großen Behinderungen nach Hause zurückkehren – und seine Umgebung, die Angehörigen und Freunde müssen sich darauf einstellen, die Wohnung muss vorbereitet werden. Dabei hilft ein Beratungsservice, den viele Rehabilitationskliniken anbieten: Vor der Rückkehr des Schlaganfallpatienten besteht die Möglichkeit, zusammen mit einer Sozialarbeiterin, einer Krankengymnastin und einer Ergotherapeutin eine Wohnungsbegehung durchzuführen. Dadurch können Mängel schnell festgestellt und Strategien zu ihrer Behebung entwickelt werden.

Durch den Schlaganfall hat sich das Leben des Betroffenen verändert: Die Wege erscheinen weiter, früher unbedeutende Tätigkeiten fallen plötzlich schwer, man ist auf die Unterstützung anderer angewiesen, die Verständigung mit alten Freunden und den Nachbarn klappt nicht mehr so reibungslos, berufliche Aufgaben und Herausforderungen fehlen. Die Angehörigen, die ab sofort das Rehabilitationsteam bilden – meist zusammen mit dem Hausarzt, der für die medizinische Versorgung zuständig ist und eventuell einer Krankengymnastin –

müssen lernen mit dieser Situation umzugehen.

Die Pflege zu Hause stellt sehr hohe körperliche und psychische Anforderungen an die Helfer und Angehörigen. Doch die Versorgung in den eigenen vier Wänden hat große Vorteile: die Geborgenheit in der Familie und die gewohnte Umgebung wirken motivierend, der Betroffene und seine Angehörigen leiden nicht mehr unter der Trennung, er kann seine Funktion innerhalb der Familie zumindest teilweise weiter wahrnehmen und die Familienmitglieder sind gezwungen sich mit den Veränderungen durch den Schlaganfall bewusst auseinander zu setzen und so (noch mehr) Verständnis und Hilfsbereitschaft zu lernen.

Die häusliche Pflege hat fünf Ziele:

1. Sicherheit: Durch verschiedene Maßnahmen muss die Umgebung so gestaltet werden, dass der Patient trotz seiner Behinderung sicher ist vor Unfällen und zusätzlichen Schäden.

2. Wohlbefinden: Im Mittelpunkt der Versorgung stehen die individuellen Bedürfnisse des Patienten. Dazu gehört eine sorgfältige Körperpflege genauso, wie seine Wünsche und Einwände ernst zu nehmen. Wichtig ist dabei eine positive Einstellung der pflegenden Angehörigen.

3. Wirksamkeit: Nur wenn die Pflegetechniken richtig angewandt werden, kann die Rehabilitation erfolgreich fortgesetzt werden.

WICHTIG

Der Patient soll da unterstützt werden, wo es nötig ist. Krankenpflege ist aktivierende und motivierende Pflege – mit dem Betroffenen und nicht für den Betroffenen. Das Ziel muss sein, den Schlaganfallpatienten so viele Tätigkeiten wie möglich selbst durchführen zu lassen und eine Überversorgung unter allen Umständen zu vermeiden!

4. Sauberkeit: Der Schlaganfallpatient muss vor Krankheiten geschützt werden, die durch Keime und andere Erreger hervorgerufen werden.

5. Sparsamkeit: Dabei geht es nicht um materielle Werte, sondern darum, die Ressourcen der pflegenden Angehörigen zu schonen, zum Beispiel durch richtige Vorbereitung der Materialien, die zur Pflege nötig sind (Zeitersparnis), durch richtige Hebetechniken (Kraftersparnis) und durch sinnvolle Gespräche mit dem Patienten und den anderen Familienmitgliedern (um psychische Energie zu sparen).

Welche der folgenden Maßnahmen und Tipps überhaupt notwendig sind, hängt vom individuellen Ausmaß der Schlaganfallfolgen ab. Alles, was der Betroffene selbstständig oder mit nur leichter Unterstützung erledigen kann, sollte er unbedingt auch tun!

Die krankengerechte Umgebung

Allgemeine Tipps

Viele kleine Maßnahmen können helfen, das Leben in den eigenen vier Wänden für den Schlaganfallpatienten zu erleichtern und sicherer zu machen. Grundsätzlich gilt:

■ Alle **Möbelstücke,** die im Weg stehen, umstellen oder entfernen.

■ Alle **losen Teppiche** und Läufer befestigen (zum Beispiel mit doppelseitigem Klebeband) oder entfernen. Sie sind die größten Stolperfallen!

■ **Türschwellen,** die erhöht sind, beseitigen oder, wenn das nicht möglich ist, die Sturzgefahr durch kleine Rampen vor und hinter der Schwelle minimieren.

■ **Telefonkabel** und alle anderen Kabel befestigen oder noch besser unter dem Teppichboden verlegen, sodass niemand darüber fallen kann.

■ Wenn möglich **Lichtschalter** direkt neben den Türen installieren (am leichtesten zu bedienen sind Berührungs- oder Kippschalter), ersatzweise Nachtlampen (wie man sie für kleine Kinder benutzt) kaufen.

■ **Steckdosen** in 80 bis 100 Zentimeter Höhe verlegen. Das verhindert, dass Kabel am Boden entlang verlaufen und zu Stolperfallen werden.

69

Die **Notfallnummern** (unter anderem die des Hausarztes, des Notarztes und der Rettungsambulanz) gut sichtbar in unmittelbarer Nähe des Telefons befestigen.

Krankenzimmer/ Schlafzimmer

Wenn der Betroffene zumindest teilweise bettlägerig ist, muss ein eigenes Krankenzimmer eingerichtet werden. Grundregel dabei ist, dass alle interessanten Dinge von der gelähmten Seite aus geschehen müssen! Im Einzelnen bedeutet das:

Das Bett muss so stehen, dass das Fenster – tagsüber oft der einzige abwechslungsreiche Punkt im Zimmer – auf der gelähmten Seite ist.

Neben der gelähmten Seite muss ausreichend Platz sein, damit der Betroffene optimal gepflegt und versorgt werden kann.

Auch Besucher stehen oder sitzen auf der gelähmten Seite.

Nachttisch oder Bettwagen müssen genauso auf dieser Seite Platz finden wie eventuell ein Telefon, Bücher oder ein Fernsehgerät.

Somit wird bei jedem Griff nach dem Glas Wasser, einem Buch etc. der Blick über die gelähmte Seite gelenkt. Das hilft dem Betroffenen, allmählich zu lernen wieder Menschen und Dinge auch auf seiner gelähmten Seite wahrzunehmen.
In vielen Fällen wird es sinnvoll sein, ein spezielles Krankenbett zu beschaffen. Dieses muss nicht gleich gekauft werden, man kann es in vielen Sanitätsfachgeschäften oder über die Krankenkasse auch mieten. Der Vorteil eines Krankenbettes: Der Schlaganfallpatient kann es selbst per Knopfdruck in allen Ebenen verstellen. Zudem kann das Bett durch Seitengitter abgesichert werden.

Wenn kein spezielles Krankenbett nötig ist, sollte man das Bett des Betroffenen seinen Bedürfnissen anpassen: Um das Aufstehen über die Bettkante zu erleichtern, ist meist eine Erhöhung des Bettes angebracht (zum Beispiel durch fest verschraubte Klötze unter den Bettfüßen). Das Maß für die Idealhöhe: Wenn der Schlaganfallpatient auf der Bettkante sitzt, sollten Hüfte und Knie rechtwinklig gebeugt sein, seine Füße flach auf dem Boden stehen.

Auch auf eine harte Matratze sollte man achten, zur Not tut's auch ein Brett, das zwischen Lattenrost und Matratze geschoben wird, oder ein in der Härte verstellbarer Lattenrost. Ganz wichtig: Liegt vor dem Bett ein Bettvorleger, muss er gut am Boden befestigt sein (am besten mit doppelseitigem Klebeband), um das Wegrutschen und damit einen Sturz zu verhindern.

Badezimmer

Halt und Rutschfestigkeit sind die zwei wichtigsten Prinzipien für das Badezimmer. Eine Haltestange an der Wand über der Badewanne (ca. zehn Zentimeter über dem Wannenrand) bzw. an der Seiten- und Rückwand in einer Duschkabine ist ein absolutes Muss. Achten Sie bitte darauf, dass sie stabil genug sind, um im Ernstfall das gesamte Gewicht des Betroffenen zu halten. Eine griffige Oberfläche verhindert das Abrutschen der Finger. Eventuell kann man alte Haltestangen auch mit einem speziellen Klebeband aus Gummi (aus dem Sanitätsfachgeschäft) nachrüsten.

Vor allem Schlaganfallpatienten mit Störungen des Gleichgewichtsgefühls, Wahrnehmungsbeeinträchtigungen oder Muskelschwäche dürfen nur im Sitzen baden oder duschen. Ein Badewannensitz (mit oder ohne Rückenlehne) mit gelochter Sitzfläche bzw. ein fest montierter Duschhocker (eventuell zum Herunterklappen von der Rückwand der Duschkabine) sind die besten Lösungen. Eine Handbrause erleichtert dem Betroffenen die selbstständige Körperpflege, eine Gummimatte mit kleinen Saugnäpfen sorgt dafür, dass die Füße nicht so leicht wegrutschen.

Wasserhähne als „Einhebelarmaturen" erleichtern die Bedienung. Ein Stuhl, genauso hoch wie der Rand der Badewanne, hilft beim Einsteigen (achten Sie darauf, dass die Füße fest auf dem Boden stehen, um nicht so leicht wegrutschen zu können): Erst auf den Stuhl setzen, dann die Beine über den Badewannenrand schwenken und auf den Badewannensitz wechseln. Ein Stuhl vor der Duschkabine kann ebenfalls helfen die Schwelle zu überwinden. Für die Bademette gilt das gleiche wie für alle losen Läufer: sie darf nicht wegrutschen. Da man sie häufig reinigen

muss und deshalb festkleben wenig zweckmäßig ist, sollte man zumindest eine rutschfeste Unterlage verwenden. Die Badezimmertür sollte möglichst nach außen aufgehen, damit die Angehörigen auch bei einem Sturz des Kranken Zugang haben.

Toilette

Auch in der Toilette müssen Haltegriffe angebracht werden, und zwar neben dem Toilettenbecken auf der gesunden Seite des Patienten. Das WC sollte genauso hoch sein wie ein Stuhl. Im Sanitärhandel gibt es spezielle Behindertentoiletten; kommt ein Einbau nicht in Frage, kann man sich mit einer (abnehmbaren) Erhöhung aus Kunststoff behelfen. Das Toilettenpapier muss der Schlaganfallpatient mit der gesunden Hand leicht erreichen können.

Außerdem sollte man über den Einbau eines Bidets oder einer speziellen Dusche, die direkt in das Toilettenbecken eingebaut ist, nachdenken, denn für Schlaganfallpatienten ist es oft schwierig das Körpergewicht so zu verlagern, wie es zum gründlichen Abputzen nötig wäre. Und wenn eine Hälfte des Körpers nicht richtig wahrgenommen wird, kann sie auch schlecht gesäubert werden.

Küche

Eine Küche vollständig nach den Bedürfnissen des Schlaganfallpatienten umzubauen, ist sehr teuer. In vielen

Ein Bidet ist für viele Kranken eine wichtige Hilfe zur Körperpflege

Fällen wird man sich daher mit anderen Maßnahmen behelfen müssen. Wichtig ist, dass alle Dinge, die man häufig braucht, leicht zu erreichen sind, also zum Beispiel in den Schränken vorne stehen. Das gilt auch für die Lebensmittel im Kühlschrank. Schränke und Fächer, die man nur mit Mühe erreichen kann, sollten nur als Reservefläche oder für selten benutzte Geräte, Geschirr bzw. Lebensmittel benutzt werden. Schiebetüren sind immer leichter zu öffnen als Klapptüren. Holz- oder Metallstangen in Höhe der Arbeitsplatte geben Halt und Sicherheit.

Ein Herd mit Keramikkochfeld ist allen anderen Lösungen vorzuziehen

Ein Elektroherd mit Keramikkochfeld ist die beste Lösung für Schlaganfallpatienten, denn man muss die Töpfe nicht anheben, sondern kann sie schieben. Außerdem wird durch ein Lämpchen angezeigt, dass die Platten noch heiß sind – besonders wichtig für Betroffene, deren Empfindungssinn in der gelähmten Hand gestört ist.

Für Arbeiten im Sitzen ist ein Küchentisch mit 78 Zentimetern Höhe ideal. Bei Platzproblemen ist ein Wandklapptisch eine gute Alternative.

Restliche Wohnung

Neben den bereits in den Grundregeln dargestellten Maßnahmen (ausreichend Bewegungsraum, Beseitigung von Stolperfallen) sollte man dafür sorgen, dass in jedem Zimmer ein stabiler Stuhl mit Rückenlehne steht, auf dem sich der Schlaganfallpatient sicher ausruhen kann. Das

Sitzen erleichtert auch viele Alltagstätigkeiten wie zum Beispiel das selbstständige An- und Auskleiden. Die Sitzhöhe ist ideal, wenn beide Füße fest aufstehen können. Spezielle Kappen (aus dem Baumarkt) verhindern, dass der Stuhl auf glatten Böden (zum Beispiel Parkett, Linoleum) leicht wegrutscht.

Treppen

Wenn der Schlaganfallpatient in der Rehabilitation das Treppensteigen wieder erlernt hat, sollte er zu Hause regelmäßig weiter trainieren, sich dabei aber Zeit lassen und sich wenn möglich auf jedem Treppenabsatz auf einem aufgestellten Stuhl ausruhen. Ein ebener, rutschfester Belag und Handläufe (möglichst auf beiden Seiten der Treppe) erleichtern das Auf- und Absteigen. Ist Treppensteigen nicht mehr möglich, kann man eventuell einen Treppenaufzug einbauen (Informationen dazu gibt's unter anderem auch in Sanitätsfachgeschäften).

Rollstuhlgerechte Wohnung

Ist der Schlaganfallpatient auf einen Rollstuhl angewiesen, sind oft größere Umbauten nötig (zum Beispiel Türen verbreitern, Küche und Bad rollstuhlgerecht gestalten). Lassen Sie sich von der zuständigen (Haupt)Fürsorgestelle vor Ort beraten! Eine Beteiligung der Pflegekassen an den Kosten ist möglich.

Heben und Tragen

Pflege belastet den Rücken enorm. Durch falsche Techniken wird die Wirbelsäule überlastet, es kann sogar zu einem Bandscheibenvorfall kommen. Besonders gilt das für Situationen, in denen Sie den Betroffenen heben oder sogar tragen müssen, zum Beispiel um ihm beim Aufrichten im Bett zu helfen, das Kissen aufzuschütteln etc. Um Rückenschmerzen und Bandscheibenschäden vorzubeugen, sollte man folgendermaßen vorgehen: Zunächst die Situation analysieren. Überlegen Sie sich vorher genau, ob die Tätigkeit sinnvoll ist und nicht auf einfachere Weise erledigt werden könnte. Stellen Sie sich diese Fragen: Was soll getan werden? Was muss ich ausführen, was kann der Betroffene selbst tun? Mit welchen Hilfsmitteln kann ich mir die Tätigkeit erleichtern? Als zweiten Schritt die richtige Ausgangsposition einnehmen: Je näher Sie an den Schlaganfallpatienten herantreten, desto günstiger sind die Hebelwirkungen und desto leichter fällt Ihnen das Heben. Außerdem sollten Sie darauf achten, dass die Füße nicht zu dicht beieinander stehen, damit Sie beim Heben nicht selbst aus dem Gleichgewicht geraten. Beim eigentlichen Heben zeigen die Füße in Richtung des Arbeitsganges, das Becken ist in die Arbeitsrichtung gedreht. Durch Verlagerung des eigenen Körpergewichtes von einem Fuß auf den anderen kann man die Hebebewegung unterstützen (entweder,

um Schwung zu holen oder als Gegengewicht). Achten Sie immer darauf, dass die Wirbelsäule möglichst gerade bleibt, die Bauch- und Rückenmuskulatur angespannt ist. Versuchen Sie nicht das gesamte Gewicht des Betroffenen aus den Armen heraus zu heben, sondern setzen Sie möglichst viele Muskelgruppen ein: Die Oberschenkel- und Gesäßmuskeln zum Beispiel können einen Teil der Arbeit übernehmen, wenn man nicht „aus dem Kreuz" hebt, sondern vorher etwas in die Knie geht und diese beim Anheben langsam durchdrückt. Ganz wichtig: Auf keinen Fall den Atem anhalten! Beim Anheben ausatmen, beim Halten ruhig weiteratmen, beim Absetzen ausatmen. Arbeitet man zu zweit, was vor allem bei schwereren Patienten absolut sinnvoll ist, sind klare Kommandos nötig.

Zwei Beispiele, wie richtig gehoben wird:

1. Man möchte den Betroffenen im Bett höher (zum Beispiel wieder aufs Kopfkissen) legen.

In Kopfhöhe auf die gelähmte Seite des Kranken stellen, mit den Knien an der Bettkante abstützen. Den Betroffenen bitten, seine Beine anzuwinkeln und die Füße auf der Matratze abzustützen (eventuell muss man ihm dabei helfen). Dann mit einem Arm unter seinem Nacken hindurchgreifen und auf der anderen Seite seinen

Oberarm festhalten. Der Patient sollte dabei das Kinn nach vorne auf die Brust nehmen. Mit dem anderen Arm unter dem Becken des Patienten durchfassen und so seinen Unterkörper unterstützen. Auf Kommando soll sich der Patient mit den Füßen vom Bett abstoßen; durch Anheben von Oberkörper und Becken unterstützt man ihn dabei und zieht den Körper nach oben.

2. Den Patienten zu zweit anheben.
Auf jeder Seite des Bettes steht ein Helfer, einer näher zum Kopf, der andere zum Fußende hin. Jeder fasst mit einem Arm unter dem Gesäß des Patienten den Arm des anderen Helfers und greift mit der freien Hand unter die Beine (unterhalb der Knie) bzw. unter den Oberkörper (am Schultergelenk) des Patienten. Auf Kommando den Patienten anheben.

Lagerung

Wie wichtig die richtige Lagerung ist, um die Muskelspastik abzubauen und Druckschmerzen oder Gelenkversteifungen zu verhindern, wurde auf den Seiten 12 bereits geschildert. Wie man dem Betroffenen hilft, die richtige Stellung einzunehmen (lassen Sie sich von der Krankengymnastin oder dem Pflegeteam der Rehabilitationsklinik bitte genau einweisen), lernen Sie jetzt.

Rückenlage

Der Patient sollte möglichst symmetrisch im Bett liegen. Der Kopf ruht gerade und etwas zur betroffenen Seite gedreht auf einem Kissen, unter dem betroffenen Schulterblatt noch ein kleines Kissen. Der gelähmte Arm liegt ausgestreckt neben dem Körper auf einem weiteren Kissen, das etwas höher als der Rumpf ist, die Hand leicht angebeugt, die Finger etwas gespreizt. Unter die Gesäßhälfte der gelähmten Seite können Sie ebenfalls ein festes Kissen legen, das lang genug sein muss, um auch den Oberschenkel zu stützen (Knie leicht anbeugen). (Abb. 17)

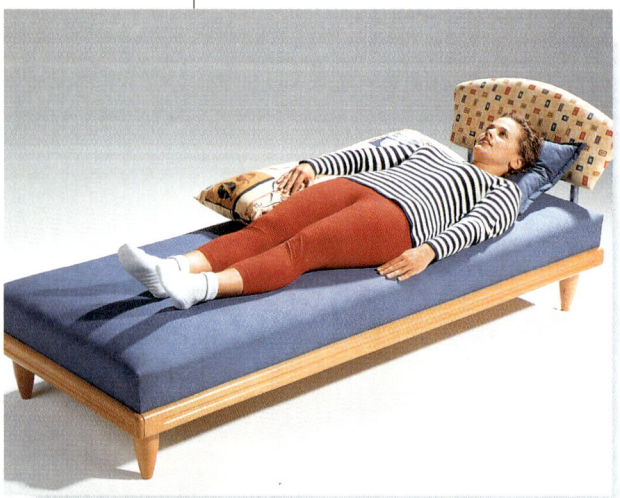

Abbildung 17

74

Lage auf der betroffenen Seite

Der Patient liegt parallel zur Bett-kante, möglichst weit hinten, damit der ganze Arm im Bett ausgestreckt werden kann (im rechten Winkel zum Körper, Ellenbogen gestreckt, Hand geöffnet), unter dem Kopf ein Kissen, das aber nicht bis unter die Schultern reichen darf. Darauf achten, dass das Schulterblatt der gelähmten Seite nicht absteht! Das erreicht man, in-dem der Patient so weit zurückgekippt wird, bis im Rücken eine glatte Ebene entsteht. Das betroffene Bein liegt so, dass die Hüfte gestreckt ist, das Knie leicht angebeugt ist, das gesunde Bein liegt angewinkelt auf einem Kissen vor dem gelähmten. Ein zusammengeleg-tes Kopfkissen stützt den Rücken ab. (Abb. 18)

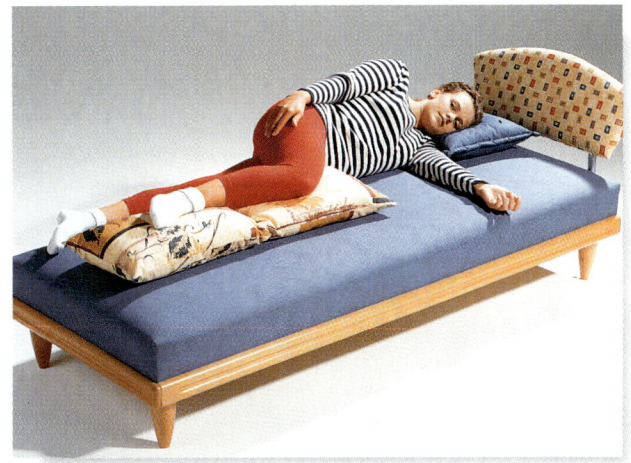

Abbildung 18

Lage auf der gesunden Seite

Der Patient liegt in Seitenlage parallel zur Bettkante, das betroffene Bein vor dem nicht gelähmten auf einem Kis-sen (leicht gebeugt, der Fuß muss mit auf dem Kissen liegen). Drücken Sie ein zusammengelegtes Kissen fest an Bauch und Brustkorb, den gelähmten Arm darüber führen, rechtwinklig an-stellen und auf dem Kissen ablegen, die Hand nach Möglichkeit offen. Wichtig ist dabei, dass das Schulter-blatt weit nach vorn gezogen ist. Das

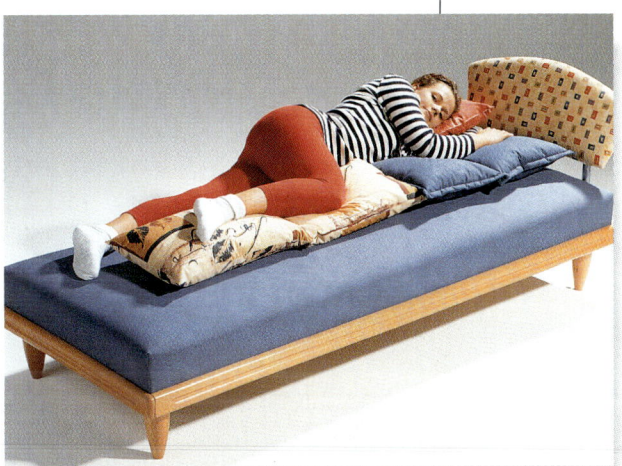

Abbildung 19

erreicht man, indem man den Körper des Patienten vorsichtig zu sich zieht und das Schulterblatt nach vorn aus-streicht. Eventuell den Rücken mit einem zusammengelegten Kissen stützen. (Abb. 19)

Drehen auf die gesunde Seite

Voraussetzung für alle Aktivitäten im Bett ist, dass der Patient den betroffenen Arm mit dem gesunden hält. Dazu die Hände falten, der Daumen der gelähmten Seite liegt obenauf, die Handballen fest aneinander („eingefädelte Hände"); beim Drehen sollte man den Patienten immer zu sich, nie von sich weg drehen, das gibt dem Patienten mehr Sicherheit. Von der gesunden Seite aus, das gelähmte Bein zu sich herführen. Diese Bewegung können viele Betroffene auch ohne fremde Hilfe ausführen: Der Patient stellt beide Beine auf und lässt sich mit Hilfe der ausgestreckten Arme (gefaltete Hände!) auf die gesunde Seite fallen. (Abb. 20a und b)

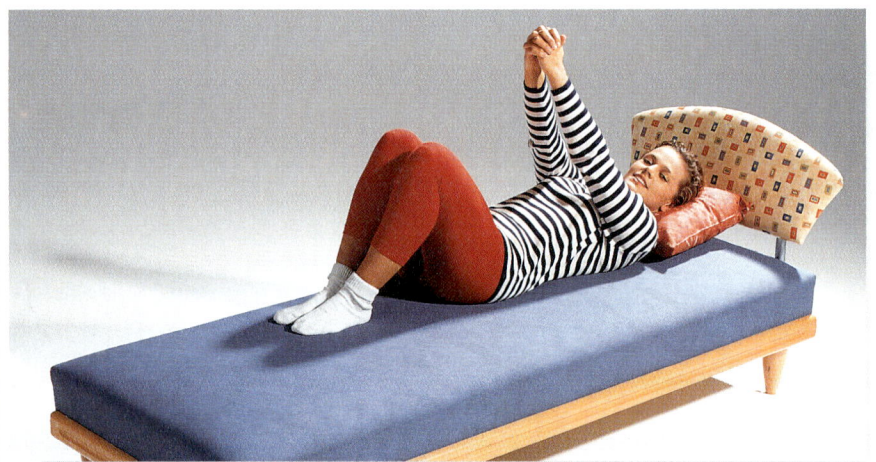

Abbildung 20a

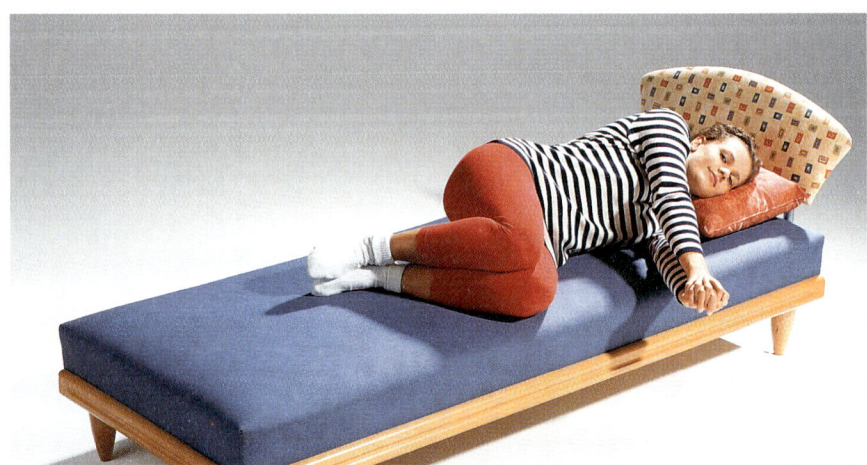

Abbildung 20b

Drehen auf die betroffene Seite

Diese Drehung ist vor allem anfangs meist nur mit Unterstützung möglich. Von der betroffenen Seite aus wird der gelähmte Arm vorsichtig nach außen gelegt, dabei die Schulter gut unterstützt. Den sich drehenden Patienten leicht am gesunden Arm und Bein führen, eventuell bremsen, damit er nicht zu schnell auf die gelähmte Seite fällt. Der Patient darf sich bei der Drehung nicht mit der gesunden Seite vom Bett abstoßen!

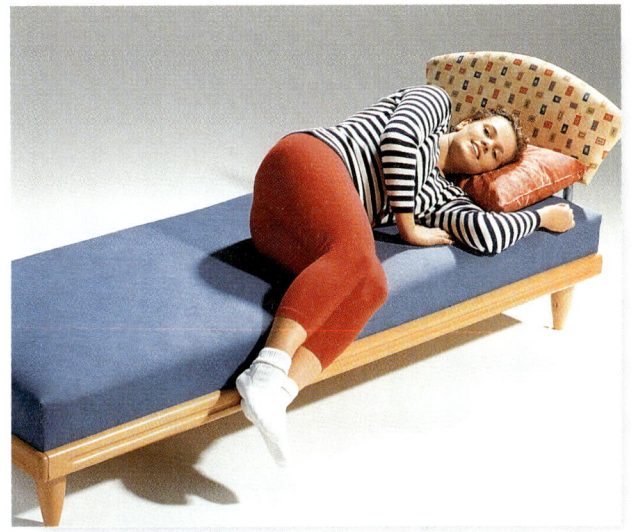

Abbildung 21a

Aufsitzen auf der Bettkante

Aus der Rückenlage beide Beine so über die Bettkante bewegen, dass sie im Knie gebeugt sind. Jetzt muss sich der Patient mit der gesunden Hand neben der kranken Körperseite abstützen, dadurch dreht sich der Rumpf – das Hochstemmen in die Sitzposition fällt leichter. Damit der Kranke nicht das Gleichgewicht verliert, werden beide Beine bei dieser Drehbewegung über die Bettkante geschoben. (Abb. 21a und b

Vom Bett auf einen Stuhl

Den Stuhl ans Kopfende des Bettes stellen. Der Patient sitzt auf der Bettkante (die Füße müssen parallel fest auf dem Boden aufstehen), die Hände sind eingefädelt. Stellen Sie sich neben den Patienten (auf die gelähmte Seite) und fassen ihn über seinen

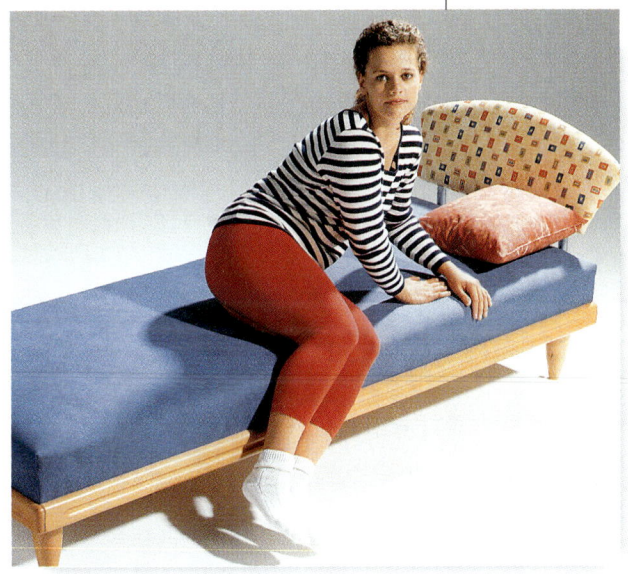

Abbildung 21b

Rumpf am Gesäß. Durch Verlagerung des eigenen Körpergewichts nach hinten, helfen Sie dem Patienten das Gesäß anzuheben und auf den Stuhl zu schieben.

Variante (vor allem geeignet, wenn der Patient bereits aktiv mithelfen kann):
Stellen Sie sich vor den Patienten und fixieren Sie sein gelähmtes Bein zwischen Ihren Knien. Sobald das Gesäß des Patienten etwas angehoben ist, drehen Sie sich mit dem Patienten behutsam zur Seite in Richtung des Stuhls, auf den er sich setzen möchte. Ihre Knie führen dabei das gelähmte Bein des Patienten.

Vom Stuhl zurück ins Bett

Der Stuhl muss so neben dem Bett stehen, dass der Helfer zwischen der gelähmten Seite und dem Bett vor dem Patienten stehen kann. Der Kranke fädelt die Hände ein und streckt sie nach vorne unten. Dabei dreht sich der Körper etwas zur gesunden Seite, die Füße stehen leicht schräg zum Stuhl. Den Betroffenen am Gesäß fassen und aufs Bett schieben.

Essen und Trinken

Kau- und Schluckstörungen

Welche Ernährung nach einem Schlaganfall sinnvoll ist, haben Sie bereits auf den Seiten 48/49 erfahren. Doch auch das Essen selbst kann Probleme bereiten, wenn die Lähmung von Hals, Gesicht und Zunge Schluckstörungen verursacht, die die Aufnahme von fester und noch stärker von flüssiger Nahrung zum Problem werden lassen. Anzeichen für Kau- und Schluckstörungen sind:
- Ein Mundwinkel hängt herab.
- Vermehrter Speichelfluss, Speichel läuft auf einer Seite aus dem Mund.
- Laute Geräusche beim Schlucken.
- Eine belegte Stimme nach dem Schlucken.
- Der Patient verschluckt sich oft.
- Das Essen liegt in einer Wangentasche und wird von dort nicht weiter transportiert.
- Die Wangen können nicht aufgeblasen werden.
- Das Rachenzäpfchen hängt zu einer Seite.

In den ersten Tagen nach dem Schlaganfall wird der Betroffene meist über eine Sonde künstlich ernährt. Sobald es der Zustand des Patienten erlaubt, wird man auf normale, orale (das heißt über den Mund zugeführte) Nahrung umstellen. Dazu ist ein spezielles Schluck-, Ess- und Trinktraining nötig, das von einer erfahrenen Therapeutin (meist der Logopädin) angeleitet wird. Oft ist es sinnvoll die Übungen auch nach Rückkehr in die eigenen vier Wände, zumindest teilweise, fortzusetzen.

Der Schluckvorgang

Um die Trainingsschritte zu verstehen, ist es wichtig, den Ablauf des normalen Schluckvorgangs zu kennen. Bis zu 2000-mal am Tag schlucken wir, ohne dass uns bewusst wird, welcher komplexe Vorgang dabei abläuft. Schlucken beginnt eigentlich schon, bevor wir die Speisen im Mund haben. Über die Nase (Riechen) und Augen (Sehen) wird der Schluckvorgang angeregt. Deshalb ist es so wichtig auch das Essen für den Schlaganfallpatienten möglichst lecker anzurichten, den Tisch schön zu decken, eine Blume auf sein Tablett zu stellen.

Der eigentliche Schluckvorgang läuft in vier Phasen ab:

1. Kauphase: Die Nahrung wird zerkleinert, mit Speichel vermischt und „schluckfertig" gemacht.

2. Transportphase: Der Speisebrei wird durch eine wellenförmige Bewegung der Zunge bis in den hinteren Rachenraum transportiert. Bis zu diesem Punkt kann man den Schluckvorgang willentlich beeinflussen.

3. Schluckreflex: Der Speisebrei tritt automatisch in die Speiseröhre ein. Zum Schutz der Atemwege wird dabei der Mund vom Rachenraum getrennt, die Atmung kurz unterbrochen.

4. Transportphase: Der Speisebrei wird durch Zusammenziehen der Muskulatur in der Speiseröhre bis in den Magen transportiert.

Störungen des Schluckvorgangs können in allen vier Phasen auftreten. Die größte Gefahr ist die „Aspiration":

Dabei gelangen Teile der Nahrung statt in die Speiseröhre in die Luftröhre, man verschluckt sich. Dies kann im schlimmsten Fall zum Ersticken führen, aber auch eine Lungenentzündung auslösen, die mit Antibiotika behandelt werden muss.

Erste Hilfe beim Verschlucken

Wenn Klopfen auf den Rücken nichts nützt und der Patient den Bissen nicht selbst wieder herauswürgen kann, hilft der „Heimlichgriff": Im Stehen den Betroffenen von hinten umfassen, die Hände in Höhe der Magengegend (zwischen Rippenbögen und Nabel) zusammenlegen und mehrere kräftige Druckstöße in Richtung Zwerchfell ausführen. Verschluckt sich der Betroffene im Liegen, eine Hand auf die gleiche Stelle legen, die andere kreuzweise darüberlegen und ebenfalls Druckstöße ausführen. Durch das Hochdrücken des Zwerchfells wird der Druck in der Luftröhre erhöht, wodurch der verirrte Bissen wieder hochrutschen kann.

Schlucktraining

Da bei Schlaganfallpatienten oft auch der Geruchssinn beeinträchtigt ist, Riechen aber eine Vorbereitung aufs Schlucken ist, sollte zunächst die Nase trainiert werden. Dies gelingt, indem der Betroffene bewusst mit Düften und Gerüchen konfrontiert wird, die er früher als angenehm empfunden hat. Beim eigentlichen Schlucktraining wird dann versucht, durch gezielte Stimulation die Sensibilität im Mund-Rachen-Raum zu erhöhen und die Reflexe neu zu aktivieren. Dazu wird zum Beispiel vorsichtig mit einer weichen Zahnbürste der Bereich zwischen Gebiss und Wange gebürstet. Taucht man die Zahnbürste vorher in etwas, was dem Betroffenen schmeckt, kann so zusätzlich auch der Geschmackssinn wieder angeregt werden. Zur Stimulation der Zunge, dem Patienten einen kleinen Fremdkörper in den Mund geben – aber nur Dinge, die bei eventuellem Verschlucken keine Probleme auslösen, zum Beispiel eine Nudel. Den Patienten bitten, den Gegenstand mit der Zunge zu betasten.

Eine andere Übung für die Zunge: Einen Holzspatel unter die Zunge des Betroffenen legen, damit die Zunge etwas anheben, während der Patient versucht den Spatel nach unten zu drücken. Man kann auch den Spatel von oben oder seitlich an die Zunge legen und der Betroffene drückt dagegen.

WICHTIG

Wenn der Betroffene den Mund nicht öffnen kann/will, Streicheleinheiten für Wangen und Lippen anbieten: Dabei immer mundwärts streichen! Manchmal hilft auch die Lippen mit einer Flüssigkeit zu bestreichen, die der Betroffene mag.

Esstraining

Hier müssen Sie Schritt für Schritt vorgehen: Zunächst den Kauvorgang aktivieren, anfangs mit zähflüssigen, breiigen Speisen, die keine große Verschluckgefahr darstellen und trotzdem den Schlucktrakt nicht zu schnell passieren. Später können auch kleine Stücke Dörrobst oder Brotkrusten gegeben werden. Dabei immer zuerst die gesunde, dann die gelähmte Seite aktivieren und die Speisen immer so hinstellen, dass der Patient sie sieht und riecht, da das Schluckzentrum ja mit dem Seh- und Riechzentrum verbunden ist.

Bei der Auswahl der Speisen immer die Wirkung auf die Speichelbildung berücksichtigen: Säurehaltiges regt die Speichelsekretion an, süße, milchige und breiige Speisen fördern die Bildung des dicken Schleims, der zwar das Schlucken behindert, aber den Saugreflex stimuliert. Deshalb zwischen süßen und sauren Speisen abwechseln.

Regeln für die Essensgabe

▪ Sobald wie möglich sollte der Betroffene zum Essen auf einem normalen Stuhl am Tisch sitzen.

▪ Damit das Essgeschirr nicht dauernd verrutscht, eventuell eine rutschfeste Matte unterlegen.

▪ Spezielles Essgeschirr (aus dem Sanitätsfachhandel) erleichtert die Nahrungsaufnahme.

▪ Die korrekte Sitzhaltung ist wichtig, denn mit zusammengesunkenem

Brustkorb oder überstrecktem Kopf nach hinten kann auch ein gesunder Mensch nicht schlucken!

▪ Der Patient sitzt aufrecht, beide Beine stehen flach auf dem Boden, der Stuhl ist ziemlich nahe an den Tisch herangerückt.

▪ Der gelähmte Arm liegt ab dem Ellenbogen auf einem kleinen Polster oder Kissen auf der Tischplatte (Handrücken möglichst nach unten).

▪ Ein Kissen unter Gesäß und Schulter kann die gelähmte Seite unterstützen.

▪ Wenn man dem Betroffenen die Speisen reichen muss, darauf achten, dass man nur kleine Mengen auf den Löffel nimmt, der Mund beim Schlucken total geschlossen ist.

▪ Nach jedem Bissen Zeit zum Nachschlucken lassen!

▪ Durch ein leichtes Streichen vom Kinn zur Gurgel hin kann man die Schluckbewegung unterstützen.

Mundpflege

Um zu verhindern, dass Speisereste, die nicht heruntergeschluckt wurden, in die Luftröhre gelangen, ist eine gründliche Mundpflege nach jedem Essen unerlässlich, da Speisereste in den Backentaschen der gelähmten Seite oft nicht durch die Zunge entfernt werden können. Am besten mit einer weichen Zahnbürste (eventuell vorher in ein Getränk tauchen, dessen Geschmack der Betroffene mag) oder dem kleinen Finger vorsichtig die Backentaschen säubern und Kamillentee zum Spülen anbieten.

Waschen und Pflegen

Jeder Mensch hat andere Gewohnheiten und Vorlieben, zum Beispiel wie oft er sich wäscht, ob er Waschen oder Duschen vorzieht, wie warm das Wasser sein soll und welche Reinigungsmittel er mag. Auf all diese Wünsche sollte man möglichst eingehen, wenn man einen Schlaganfallpatienten bei der Körperpflege unterstützt. Da Betroffene mit Halbseitenlähmung ihre kranke Seite oft nicht mehr wahrnehmen, ist gerade das Waschen (durch den direkten Körperkontakt) ein gutes Training die betroffenen Körperteile wieder neu zu erfahren. Man geht davon aus, dass der Patient zuerst seine gesunde Seite bewusst spüren muss, um sich vorstellen zu können, wie sich die wahrnehmungsgestörte anfühlen sollte. Deshalb gilt: Von der gesunden zur kranken Seite hin waschen!

Wie bei allen Aktivitäten des Alltags sollte der Betroffene auch bei der Körperpflege so viel wie möglich selbst übernehmen. Unterstützung ist nur an den Stellen nötig, die der Betroffene selbst nicht erreichen kann. Außerdem gibt die Hilfe zusätzliche Sicherheit, zum Beispiel wenn das Gleichgewichtsgefühl noch nicht völlig wiederhergestellt ist. Auch wenn es auf den ersten Blick mühsam erscheint: Den Schlaganfallpatienten ins Badezimmer zu begleiten und ihn dort bei seiner Körperpflege zu unterstützen ist besser als ihn im Bett zu waschen.

WICHTIG

Machen Sie sich immer bewusst, wie stark Sie durch die Hilfe bei der Körperpflege in die Intimsphäre des Betroffenen eindringen. Deshalb sollten Sie die Wünsche des Patienten respektieren, mit ihm über alle Schritte der Körperpflege reden und möglichst feinfühlig miteinander umgehen.

Ganzkörperwaschung

Der Patient sollte möglichst früh möglichst viel helfen

Schließen Sie die Fenster (um Luftzug zu vermeiden), sorgen Sie für eine angenehme Temperatur und suchen Sie alle Utensilien zusammen, die Sie fürs Waschen benötigen. Stellen Sie sich an die gelähmte Seite des Patienten und bitten Sie ihn, möglichst aktiv mitzuhelfen. Beim Waschen (am besten mit einem rauen Waschlappen) am Waschbecken oder in der Badewanne immer mit der gesunden Körperseite (zum Beispiel dem Arm) beginnen und sich über die Körpermitte zur gelähmten Seite vorarbeiten. Den jeweiligen Körperteil gut festhalten und mit sanftem Druck waschen, damit der Betroffene die Körperformen gut wahrnimmt und dem Waschvorgang folgen kann. Der Patient sollte auf jeden neuen Vorgang des Waschens vorbereitet sein, damit er die Bewegung von Anfang an verfolgen kann und nicht überrascht wird. Ist es anfangs vielleicht nötig den Betroffenen ganz zu waschen, sollte er später schrittweise immer mehr selbst machen. Dabei ist es besonders wichtig dem Patienten genügend Zeit zu lassen einen Schritt gut einzuüben, bevor der nächste dazukommt. Die Wassertemperatur sollte sich nach den Wünschen des Patienten richten; optimal für die Haut ist es zuerst warm und zum Schluss hin kälter nachzuwaschen. Hautverträglicher als Seife sind meist Waschzusätze auf Kräuterbasis (zum Beispiel Kamille oder Lavendel). Syndets, also waschaktive Lotionen, entfetten die Haut und sollten nur sparsam eingesetzt werden. Alle Stellen, an denen Haut auf Haut liegt (zum Beispiel Achselhöhlen oder Zehenzwischenräume), besonders gründlich reinigen. Nach dem Waschen den ganzen Körper gut abfrottieren und die Haut mit einer Körperlotion oder einem Körperöl einreiben, um Austrocknung zu verhindern und den natürlichen Schutzmantel der Haut wiederherzustellen. Auf Franzbranntwein und andere alkoholhaltige Einreibemittel sollten Sie verzichten, da sie die Haut austrocknen.

Intimpflege

Hier ist Rücksichtnahme auf die Intimsphäre des Betroffenen besonders wichtig. Doch auch wenn es keinem der Beteiligten leicht fällt: Intimpflege muss sein. Der Intimbereich neigt zu Geruchsbildung und Ausfluss oder aber auch schlechte Reinigung nach dem Toilettengang (zum Beispiel weil der Betroffene nicht in der Lage ist, sein Gewicht beim Abputzen zu verlagern) können dies noch verstärken.

Für die Intimpflege gilt grundsätzlich: Vom Ort der niedrigeren zum Ort der höheren Keimkonzentration reinigen (also von vorn – Schambein bzw. Penis – nach hinten zur Analregion). Ausfluss und Verklebungen sind gründlich zu entfernen, daher sollten Sie aber möglichst auf desinfizierende Seifen oder Syndets verzichten, da sie das natürliche Milieu zerstören und Allergien auslösen können. Zum Intimbereich gehören übrigens nicht nur die Genitalien, sondern auch Bauch, Leisten und Oberschenkel. Es hat sich bewährt, bei der Intimpflege hauchdünne Einmalhandschuhe aus Latex oder Vinyl zu tragen, da diese gefühlsecht sind und beim zu Pflegenden kein unangenehmes Gefühl hinterlassen.

Das Waschen bei der Frau

Die Beine leicht spreizen, von vorne nach hinten die Schamhaare und äußeren Schamlippen mit einem Waschlappen reinigen. Die Schamlippen etwas spreizen und mit einem sauberen Teil des Waschlappens nach hinten streichen. Tupfend abtrocknen. Anschließend den Po abwaschen; dabei die Gesäßbacken nicht zu stark auseinanderziehen, da die Gesäßfalte leicht aufreißt.

Das Waschen beim Mann

Den Penis einseifen, die Vorhaut vorsichtig zurückschieben und die Eichel gründlich von angesammeltem Sekret befreien, mit viel Wasser abspülen. Anschließend die Vorhaut wieder zurückschieben (wird dies vergessen, kann es zu schmerzhaften Stauungen und Schwellungen kommen!). Tupfend abtrocknen und anschließend den Po waschen (siehe oben).

Hand- und Fußpflege

Beim Pflegen der Hand- und Fußnägel benötigen viele Schlaganfallpatienten Hilfe, da ihnen die nötige Sicherheit in den Fingern fehlt, um eine Schere zu führen. Einem Handbzw. Fußbad (in lauwarmem Wasser) macht die Nägel weich, sie lassen sich dann besser schneiden. Abschließend die Hände und Füße eincremen.

Mund- und Zahnhygiene

Wie wichtig sorgfältige Mundpflege gerade für Schlaganfallpatienten ist, wurde bereits erklärt. Deshalb bitte dreimal täglich (nach dem Essen) die Zähne putzen. Am besten eine Zahnbürste mit kurzem Bürstenkopf und weichen, abgerundeten Bürsten und fluoridhaltige Zahnpasta benutzen.

Mit dem gesunden Arm sollte das eigenständige Zähneputzen für den Betroffenen kein Problem sein. Spezielle Mundspülungen können zusätzlich Bakterien bekämpfen, Entzündungen lindern und das Entfernen von Zahnbelägen erleichtern.

Haarpflege

Neben dem regelmäßigen Kämmen gehört auch die Haarwäsche zur Körperpflege.

Dabei brauchen die Betroffenen oft die Unterstützung, da es ohne Standsicherheit und Vertrauen in die Körperbalance fast unmöglich ist sich den Kopf zu waschen. Für die Haarwäsche im Bett gibt es in gut sortierten Sanitätsfachhandelsgeschäften eine ganze Reihe spezieller Hilfen. Zur Körperpflege beim Mann gehört auch die tägliche Rasur, wobei eine Trockenrasur wegen der geringeren Verletzungsgefahr und einfacheren Handhabung der Nassrasur vorzuziehen ist.

An- und Auskleiden

Auch beim An- und Auskleiden gilt: den Betroffenen so viel wie möglich selbst machen lassen! Einige Regeln und Tricks helfen dabei:

■ Grundsätzlich sollte man darauf achten, dass alle Kleidungsstücke leicht zu verschließen sind. Elastische Hosenbünde, Gummizüge, Druckknöpfe oder Klettverschlüsse statt Knöpfe erleichtern das An- und Ausziehen. Weitgeschnittene Kleidungsstücke sind besser als eng anliegende.

■ Kleine Änderungen können viel erleichtern: Knöpfe an den Manschetten eines Hemdes oder einer Bluse können zum Beispiel mit einem elastischen Band angenäht werden. Dadurch kann man auch bei geschlossenem Knopf die Hand durchstecken. Ein Schlüsselring, der unmittelbar neben dem unteren Ende eines Reiß-

verschlusses (zum Beispiel in einer Jacke) auf der betroffenen Seite angenäht wird, erleichtert das Zuziehen: Einen Finger oder Daumen der gelähmten Hand einlegen und so den Reißverschluss fixieren, während die gesunde Hand das Gegenstück einfädelt und hochzieht.

■ Den meisten Schlaganfallpatienten fällt das Anziehen im Sitzen am leichtesten. Ein Stuhl mit Armlehnen gibt zusätzliche Sicherheit. Wenn man auf der Bettkante sitzt, immer daran denken, dass die Füße flach auf dem Boden stehen (gibt Halt). Beim Ankleiden im Stehen sollte z.B. ein solider Tisch in der Nähe zum Abstützen sein.

■ Vor dem Anziehen immer alle Kleidungsstücke in der benötigten Reihenfolge bereitlegen.

◼ Grundregel zum Umgang mit der gelähmten Seite: Beim Anziehen kommt sie zuerst dran, beim Ausziehen zuletzt. Bei Pullis, Hemden etc. also zuerst den gelähmten Arm anziehen, beim Ausziehen zuerst den gesunden Arm „befreien".

Hier ein paar Kniffe, mit denen das Anziehen von wichtigen Kleidungsstücken leichter fällt:

Hosen

Am einfachsten ist es die Unterhose zusammen mit der Hose anzuziehen: Zuerst die Beine übereinander schlagen (das betroffene Bein liegt oben). Vorbeugen und mit dem gesunden Arm nach unten langen und die Unterhose über Fuß und Knöchel ziehen. Dann das entsprechende Hosenbein ebenfalls ganz über Fuß und Knöchel ziehen und das betroffene Bein zurück neben das andere stellen. Jetzt Unterhose und Hose auch über Fuß und Knöchel der gesunden Seite und dann beide über die Knie ziehen (dabei aufpassen, dass sich die Hosenbeine nicht am Fuß verhaken). Aufstehen (vorher vergewissern, dass die Füße in ausreichendem Abstand voneinander flach auf dem Boden und nicht auf einem Hosenbein stehen) und Unterhose und Hose ganz nach oben ziehen. Achtung: Nur barfuß oder in Hausschuhen aufstehen, nicht strümpfig (Rutschgefahr!). Falls man einen Gürtel tragen möchte, sollte man ihn vor dem Ankleiden durch die Schlaufen ziehen.

Blusen, Hemden und Jacken

Das Hemd auf den Schoß legen, Etikett nach oben, Kragen zum Körper hin. Das Hemd von unten vorsichtig bis zum Ärmel zusammenraffen, dann den gelähmten Arm durch die passende Ärmelöffnung schieben und den Ärmel über den Ellenbogen ziehen. Jetzt entweder auch den gesunden Arm durch den entsprechenden Ärmel schieben, das Rückenteil des Hemdes zusammenraffen, sich vorbeugen und das Hemd über den Kopf nach hinten ziehen. Oder, nachdem der gelähmte Arm bereits angezogen ist, das Hemd unter diesem Arm hindurch hinter den Rücken bringen, mit dem gesunden Arm umgreifen und das Hemd zur gesunden Seite ziehen. Dann den gesunden Arm in den passenden Ärmel stecken und das Hemd auf der gesunden Seite über die Schulter ziehen. Anschließend mit der gesunden Hand das Hemd auch auf der betroffenen Seite fertig anziehen.

Pullover

Zuerst den betroffenen Arm ganz in den Ärmel schieben, dann die Halsöffnung des Pullovers spannen und über den Kopf streifen. Zum Schluss den gesunden Arm in den Ärmel führen und den Pullover fertig anziehen. Pullover mit großen Rund- oder V-Krägen bereiten weniger Schwierigkeiten als Rollkragenpullover.

Socken und Strümpfe

Vor allem Betroffene mit Gleichgewichtsstörungen sollten sich Socken
und Strümpfe nur im Sitzen anziehen.
Zuerst die Beine übereinander schlagen, dann die Socken auf die falsche
Seite drehen und den Zehenteil ein-
stülpen. So den Zehenteil über die
Zehen des betroffenen Fußes ziehen
und den Socken bzw. Strumpf über
die Ferse und den Knöchel abrollen.
Man kann den betroffenen Fuß auch
auf einen Fußschemel legen, statt ihn
über den gesunden zu schlagen. Statt
Feinstrumpfhosen sollten Schlaganfallpatienten besser einzelne
Strümpfe mit elastischem Bündchen
tragen – sie sind leichter anzuziehen.

Büstenhalter

Büstenhalter mit einem dehnbaren
Verschluss vorne sind am besten geeignet. Als Verschluss kommen große
Druckknöpfe, große und flache Haken
und Ösen oder Klettverschlüsse in
Frage.
Zuerst den betroffenen Arm durch die
Armöffnung schieben, dann mit dem
gesunden Arm hinter den Rücken langen und ihn durch die andere Öff-
nung führen. Den gesunden Ellenbogen beugen und so den Träger über
die Schulter ziehen. Dann mit der
gesunden Hand auch den Träger der
betroffenen Seite richten.
Zum Schluss den BH unter den Brüs-
ten schließen.

Stuhlgang und Wasserlassen

Das Problem ist meist nicht eine körperliche Urininkontinenz (also die
Unfähigkeit, das Wasser zu halten)
als Folge des Schlaganfalls. Vielmehr
können manche Betroffene aufgrund
ihrer Sprachschwierigkeiten einfach
nicht rechtzeitig mitteilen, dass sie auf
die Toilette müssen, sie haben vergessen, wo die Toilette ist, schaffen es
nicht, die Kleidung zu öffnen etc.
Neben der richtigen Ausstattung der
Toilette (siehe Seite 71) kann in diesen Fällen ein Blasentraining helfen:
Ziel ist, das Fassungsvermögen der
Blase zu erhöhen und einen bestimmten Rhythmus für den Toilettengang

zu finden. Als ersten Schritt muss der
Patient dazu beobachten und proto-
kollieren, wann das Druckgefühl
beginnt, wie lange er es ausgehalten
hat und wie viel Urin er dann gelassen hat. Wenn sich der Patient bewusst
damit auseinander setzt, gelingt es
ihm zunehmend, ein größeres Zeitin-
tervall zwischen den Toilettengängen
zu erreichen.
Indem man zwei Tage lang notiert, wie
viel der Betroffene trinkt und alle
zwei Stunden mit ihm auf die Toilette
geht, wird man schnell feststellen, wie
der Urindrang vom Zeitpunkt und der
Menge des Trinkens abhängt. Die

regelmäßigen Toilettenbesuche sollten immer nach dem gleichen Handlungsmuster ablaufen: Angefangen vom Eintritt in die Toilette über das Ausziehen der Kleidung, Hinsetzen, Säubern, WC-Spülung betätigen, Anziehen bis zum Rückweg. Dadurch hat der Patient zusätzlich die Möglichkeit, sich den ständig wiederkehrenden Handlungsablauf besser einzuprägen. Auch die Beckenbodengymnastik hilft mehr Kontrolle über die Blase zu erlangen. Eine Übung dazu: In Rückenlage beim Einatmen die Beckenbodenmuskulatur wie beim Stuhl- und Harnausscheiden anspannen, dabei das Gesäß leicht anheben. Ausatmen und wieder entspannen. Alternativübung: Auf dem Rücken liegend die Knie anbeugen, Füße etwas auseinander bewegen und die Knie so gut es geht aneinander pressen (ein Helfer muss unter Umständen das gelähmte Bein unterstützen). Gleichzeitig beim Einatmen die Lendenwirbel auf die Unterlage drücken, Gesäß und Beckenmuskulatur anspannen und dann das Steißbein abheben. Beim Ausatmen hinlegen und entspannen.

Beim Stuhlgang besteht keine Gefahr einer ungewollten Entleerung. Dafür leiden viele Schlaganfallpatienten an Verstopfung, bedingt durch mangelnde Bewegung und ballaststoffarme Kost. Als Gegenmaßnahmen empfehlen sich gymnastische Übungen (siehe Seite 55–65), möglichst häufiges Gehen und eine ballaststoffreiche Ernährung (siehe Seite 48). Ebenfalls hilfreich: Den Darm durch eine Bauchmassage (knetende und kreisende Bewegungen im Uhrzeigersinn), ein Glas lauwarmes oder kaltes Wasser auf nüchternen Magen oder mit Hilfe der Milchsäure (zum Beispiel in Buttermilch, Kefir, Joghurt und Sauerkraut) zu stimulieren.

Viele Schlaganfallpatienten leiden unter Verstopfung

WICHTIG

Vorsicht ist bei Einläufen, Klistieren und Abführmitteln geboten, denn sie bekämpfen nicht die Ursache der Verstopfung. Es besteht die große Gefahr, dass sich der Schlaganfallpatient an die „passive" Darmentleerung gewöhnt!

Hilfsmittel

Im Sanitätsfachhandel gibt es zahlreiche Hilfsmittel, die Schlaganfallpatienten den Alltag erleichtern. Sie unterstützen die Behandlung und helfen fehlende Körperfunktionen auszugleichen – so tragen sie zur Erhaltung der Selbstständigkeit bei. Alle Hilfsmittel müssen auf die jeweiligen persönlichen Bedürfnisse des Betroffenen (Grad der Ausfälle, Art der Behinderung, Persönlichkeit des Patienten und seine psychische und soziale Situation) zugeschnitten sein. So nützlich Hilfsmittel sein können – sie dürfen nicht dazu führen, dass zum Beispiel die betroffene Hand nicht mehr eingesetzt wird. Es gilt die Richtlinie: So wenig Hilfsmittel wie möglich, so viel wie nötig! Man sollte sich daher folgende Fragen stellen:

▨ Verhindert das Hilfsmittel Funktionen wie Greifen, Halten etc. wiederzuerlernen?

▨ Wo und wann braucht der Betroffene das Hilfsmittel, um alleine und sicher zurechtzukommen?

▨ Ist das Hilfsmittel leicht zu bedienen und zu reinigen?

▨ Ist es für den Betroffenen immer gut erreichbar?

Einen Teil der Kosten für die Therapiehilfen übernehmen die Kranken- oder Pflegekassen, wenn es sich nicht um „normale" Gebrauchsgegenstände handelt. Dazu muss man eine Verordnung des Arztes zusammen mit einem Kostenvoranschlag bei der Kasse einreichen. Was bezahlt wird, darüber informieren die Sanitätsfachgeschäfte und die Kassen selbst. Einiges sehr Nützliches kann man dort auch für eine bestimmte Zeit entleihen.

Die folgenden Hilfsmittel stellen nur einen kleinen Ausschnitt des Angebotes dar. Man erhält sie im Sanitätsfachhandel, z.T. auch in Kaufhäusern und Küchenfachgeschäften (oft sogar etwas billiger).

Hilfsmittel im Haushalt

In der Küche geht es vor allem darum Geräte so zu befestigen, dass man sie mit einer Hand bedienen kann. Neben Anti-Rutsch-Unterlagen sind dabei besonders Saugnäpfe geeignet, mit denen man zum Beispiel eine Gemüsebürste, eine Küchenreibe oder eine Abwaschbürste fixiert. Daneben gibt es Fixierbretter, auf denen Schneidegut, Gläser, Dosen und Schüsseln festgeklemmt werden können. Kleine Metallstifte dienen zum Aufspießen von Obst oder Gemüse. Schraubverschluss- und elektrische Dosenöffner gibt es für die Wandmontage und selbst den Spezialkartoffelschäler kann man so am Tischrand befestigen, dass man das Gemüse mit einer Hand schälen kann.

Spezielle Haushaltsmesser, die den Griff rechtwinklig zur Schneide haben, ermöglichen das Schneiden in achsengerader Bewegung mit deutlich weniger Kraftaufwand. Scheren, bei denen die Griffe mit einem federnden Kunststoffbügel verbunden sind, können einfach mit einer Hand gehalten werden: sie öffnen sich automatisch nach jedem Schnitt. Das Bedienen anderer Küchenbestecke kann man sich erleichtern, indem man Moosgummischläuche über die (dünnen) Griffe zieht. Dadurch kann der Betroffene sie besser und sicherer mit der ganzen Faust greifen. Sinnvoll ist auch eine spezielle Kehrgarnitur mit langem Stiel, die das Aufnehmen von Schmutz ohne Bücken ermöglicht. Die Kehrschaufel öffnet sich beim Hinstellen auf den Boden und schließt sich wieder, wenn sie angehoben wird. Moderne „Wisch-Mops", die in einem Sieb über dem Putzeimer ausgedrückt werden, sind geradezu prädestiniert für die Ein-Hand-Bedienung. Unverzichtbar ist sicherlich eine Greifzange, mit der man alle möglichen Gegenstände vom Boden aufheben kann ohne sich zu bücken. Ein kleiner Magnet am Ende ermöglicht sogar das Auflesen von Metallgegenständen.

Hilfsmittel zur Körperpflege

Neben den bereits erwähnten Hilfen im Badezimmer und der Toilette (siehe Seite 70/71) sind noch die folgenden Hilfsmittel besonders sinnvoll: Nagelfeile und -bürste, die mit Saugnäpfen am Tisch befestigt werden können, Kamm und Bürste mit verlängertem Stiel (abknickbar, besonders wichtig, wenn die Schulterfunk-

tion eingeschränkt ist) sowie ein Toilettenpapierhalter, der hilft, das Gesäß auch auf der betroffenen Seite gründlich zu reinigen, ohne dass man das Gewicht verlagern muss (was für viele Schlaganfallpatienten ja eine unüberwindbare Schwierigkeit darstellt).

Hilfsmittel für das Ankleiden

Auch für das problematische Anziehen von Strümpfen und das Auf- und Zumachen von Knöpfen gibt es Hilfen: Der Strumpf wird über einen Strumpfanzieher aus Plastik gerollt, dann wird der Fuß in die flexible Schale gestellt. Mittels Bändern kann der Strumpf bis zur gewünschten Höhe gebracht werden, anschließend wird die biegsame Schale aus dem Strumpf gezogen. Knöpfhilfe: Ein Stab mit Metallschlinge wird durch das Knopfloch gesteckt, über den Knopf geschoben und mit diesem zurück durchs Knopfloch gezogen.

Hilfsmittel für Freizeitaktivitäten

Ein Leseständer aus einem Schreibwarenfachgeschäft hält Bücher, das Umblättern kann man sich durch einen Gummifingerhut erleichtern. Schreibgeräte gibt es mit extradickem und abrutschsicherem Griff, man kann aber auch normale Kugelschreiber, Füller etc. weiter benutzen, indem man sie wie Küchenbestecke mit Moosgummischläuchen überzieht. Auch Kartenhalter gibt es.

Der Strumpfanzieher ist eine wichtige Hilfe zum Selbstständig werden

Wer hilft bei der Betreuung?

Die Versorgung zu Hause kann an Grenzen stoßen, zum Beispiel, weil die Angehörigen die Pflege nicht mehr schaffen, für einen begrenzten Zeitraum ausfallen oder bestimmte Maßnahmen der Therapie besser von Fachkräften übernommen werden. Für alle diese Fälle gibt es Einrichtungen, die ihre Unterstützung anbieten. Auf diese sind natürlich besonders auch Betroffene angewiesen, die alleine zu Hause leben. Zur Übernahme der Kosten siehe auch Seite 99–103.

Sozialstation/ AmbulanterPflegedienst/ Mobile Soziale Dienste

Verschiedene Bezeichnungen für das gleiche Angebot: Unterstützung bei der Pflege des Schlaganfallpatienten in den eigenen vier Wänden. Je nach Bedarf kann diese Hilfe von wenigen Stunden in der Woche bis zur täglichen Versorgung reichen. Dank der zuverlässigen und fachlichen Unterstützung qualifizierter Mitarbeiter können die Betroffenen, solange sie es wünschen, zu Hause versorgt werden. Im Vordergrund steht auch hier die aktivierende Pflege und die Hilfe zur Selbsthilfe.
Angeboten wird die ambulante Versorgung unter anderem von den örtlichen Sozialstationen (Träger sind hier vor allem kirchliche Einrichtungen), ambulanten Diensten der Wohl-

fahrtsverbände, Gemeindeschwestern und privaten Pflegediensten. Adressen findet man in den Gelben Seiten unter dem Stichwort „Krankenpflege" oder lässt sich bei der zuständigen Pflegekasse (der Krankenkasse des Betroffenen) beraten. Zu den Leistungen der häuslichen Krankenpflege zählen vor allem drei Teilbereiche:

Grundpflege
Diese allgemeine Pflege bezieht sich auf die menschlichen Grundbedürfnisse und die Aktivitäten des täglichen Lebens. Sie umfasst die Bereiche Körperpflege und -hygiene, Hilfe bei der Bewegung (zum Beispiel Unterstützung bei Geh- und Bewegungsübungen, beim An- und Auskleiden) sowie Ernährung (mundgerechtes Zubereiten, Nahrung reichen).

Behandlungspflege
Diese spezielle Pflege orientiert sich an den jeweiligen Behinderungen als Folge des Schlaganfalls und unterstützt die medizinische Behandlung. Dazu gehören zum Beispiel Wechseln von Verbänden, das Verabreichen von Medikamenten, Spritzen und Infusionen, Inhalationstherapie, Einreibungen und medizinische Bäder, aber auch die Überwachung der Vitalwerte (Puls und Blutdruck).

Hauswirtschaftliche Versorgung
Oft wird die große Bedeutung dieses Teilbereiches verkannt. Doch nur,

wenn das Umfeld stimmt und die alltäglichen Aufgaben erledigt werden, kann häusliche Krankenpflege funktionieren. Die hauswirtschaftliche Versorgung dient der Aufrechterhaltung des privaten Haushalts. Sie ist vor allem bei Betroffenen wichtig, die alleine leben. Zu den Aufgaben zählt vor allem das Einkaufen für den täglichen Bedarf und die Vorratshaltung, die Zubereitung von kalten und warmen Mahlzeiten, Spülen, Reinigen der Wohnung, Wäsche und Kleidung wechseln (waschen, trocknen, bügeln, ordnen) sowie das Beheizen der Wohnung.

Finanzierung

Die Finanzierung der häuslichen Krankenpflege ist nicht ganz einfach. Neben der Pflegeversicherung kommen auch die Krankenkasse oder das Sozialamt als Kostenträger in Frage. Vor allem die hauswirtschaftliche Versorgung wird nicht in jedem Fall bezahlt. Daher ist es wichtig, sich vorher bei der zuständigen Pflegekasse genau zu erkundigen, welche Kosten übernommen werden.

Anbieter

Welcher Anbieter für die häusliche Krankenpflege am besten geeignet ist, muss man selbst herausfinden. Daher ist es wichtig, mehrere ambulante Dienste anzusprechen und deren Leistungen miteinander zu vergleichen. In einem unverbindlichen Beratungsgespräch sollten Sie vor allem die folgenden Punkte, die für die spätere Entscheidung besonders wichtig sind, abklären:

Checkliste für den Leistungsvergleich

- Wer ist Träger des Dienstes?
- Seit wann arbeitet der Dienst?
- Welche Erfahrungen hat der Dienst im Umgang mit Schlaganfallpatienten?
- Bietet der Dienst ein Kompaktangebot (Pflege und hauswirtschaftliche Versorgung)?
- Bietet der Dienst auch ein Betreuungsangebot für die Angehörigen (besonders wichtig, falls das im Rahmen der Rehabilitation nicht ausreichend geschehen ist)?
- Welche zusätzlichen Serviceleistungen werden angeboten?
- Kooperiert der Dienst mit anderen Anbietern der ambulanten Versorgung (zum Beispiel Kurzzeitpflegeeinrichtung, Essen auf Rädern etc.)?
- Gibt es eine fachliche Leitung, die für Wünsche und Beschwerden zur Verfügung seht?
- Wird der tatsächliche Versorgungsbedarf richtig eingeschätzt?
- Arbeitet der Dienst nach festgelegten Qualitätsstandards, die auch eingesehen werden können?
- Wie viele Personen sind an der Versorgung beteiligt?
- Sind mindestens 50 Prozent der eingesetzten Mitarbeiter Fachkräfte mit mindestens einjähriger Ausbildung?
- Kann man einzelne Mitarbeiter des Dienstes auch ablehnen (zum Beispiel aus fachlichen Gründen, Antipathie, Vertrauensbruch, Geschlecht)?

- Haben die einzelnen Mitarbeiter ausreichende Kenntnisse im Umgang mit Schlaganfallpatienten?
- Wie flexibel kann der Dienst auf Terminwünsche reagieren?
- Unterstützt der Dienst bei der Abklärung der finanziellen Fragen?
- Kann der Dienst mit den Kostenträgern (Kranken- und Pflegekasse, Sozialamt) direkt abrechnen, hat er also Kassenzulassung?
- Müssen die Kosten für An- und Abfahrt selbst getragen werden oder sind sie Bestandteil der Pflegesätze?
- Gibt es eine feste Preisliste für „Extrawünsche"?

Diese Kriterien sind wichtiger als die Frage, ob der Anbieter die neue europäische Norm „DIN EN ISO 9000 ff" erfüllt oder nicht. Diese ist unter Pflegewissenschaftlern umstritten: Das Zertifikat erhält, wer (für viel Geld) ein Qualitätsmanagementsystem aufbaut und dieses von einem unabhängigen Sachverständigen abnehmen lässt. Über die tatsächliche Versorgung vor Ort sagt diese Norm kaum etwas aus!

Hat man einen passenden Anbieter gefunden und läuft die Versorgung, sollte man außerdem regelmäßig kontrollieren, ob die erbrachten Leistungen vom Anbieter auch richtig abgerechnet werden (egal, ob Sie selbst bezahlen müssen oder der Dienst direkt mit der Kranken- bzw. Pflegekasse abrechnet).

Kurzzeitpflege

Kurzzeitpflege ist laut Gesetz entweder „für eine Übergangszeit im Anschluss an eine stationäre Behandlung" vorgesehen oder „in sonstigen Krisensituationen, in denen vorübergehend häusliche oder teilstationäre Pflege nicht möglich oder nicht ausreichend ist". Bereits bei der Aufnahme des Schlaganfallpatienten in eine solche Einrichtung wird die Dauer des Aufenthalts festgelegt. Angeboten wird diese Unterstützung von Pflegeheimen, in Anbindung an einen ambulanten Pflegedienst oder von eigenständigen Einrichtungen. Folgende Gründe für eine Aufnahme in eine Kurzzeitpflege sind besonders häufig:

- Die pflegenden Angehörigen möchten in den Urlaub fahren.
- Eine plötzliche Erkrankung macht es der Betreuungsperson unmöglich für den Patienten zu sorgen.
- Die Betreuungsperson benötigt selbst eine Kur/Rehabilitationsmaßnahme, meist ausgelöst durch die anstrengende und aufreibende Pflege des Patienten.
- Eine psychische Überforderung der Angehörigen lässt einen vorübergehenden, zeitlichen und räumlichen Abstand für beide Seiten als sinnvoll erscheinen.

In der Kurzzeitpflegeeinrichtung wird der Schlaganfallpatient rund um die Uhr versorgt. Er ist aber nicht „ans Bett gefesselt", sondern kann sich je nach seinem Zustand, wie zu Hause auch, bewegen.

Je nach Aufnahmeanlass und individuellem Bedarf wird ein spezifisches, auf den Einzelfall abgestimmtes Angebotspaket zusammengestellt. Dabei geht es nicht nur um die Bereitstellung von Bett und leichter Grundpflege, auch therapeutische Maßnahmen gemäß der ärztlichen Verordnung werden hier durchgeführt, der Betroffene wird zu Arztbesuchen begleitet, es gibt Freizeitangebote etc.

Die Kosten für Unterkunft und Verpflegung muss der Patient in der Regel selbst tragen, nur die reinen Pflegekosten können über die Pflegeversicherung abgerechnet werden (maximal vier Wochen lang).

Tages-/Nachtpflege

Die Tages- und Nachtpflege dient dazu, die Angehörigen zu entlasten und eine Unterbringung in einem Pflegeheim zu verhindern. Bei der **Tagespflege** werden die Betroffenen in der Regel von 8 Uhr bis 20 Uhr betreut (inklusive Mahlzeiten, therapeutischen und pflegerischen Maßnahmen, Freizeitgestaltung). Je nach Anbieter entweder nur von Montag bis Freitag oder auf Wunsch auch an den Wochenenden. Dadurch werden die pflegenden Angehörigen entlastet, sodass sie zumindest teilzeitmäßig ihrem Beruf nachgehen können oder sich auch einfach von der häufig kräftezehrenden Pflege erholen können. In Ballungsräumen gibt es immer häufiger auch spezielle geriatrische (auf ältere Menschen ausgerichtete) bzw. neurologische Tageskliniken, die

Schlaganfallpatienten tagsüber therapeutisch versorgen.

Das Angebot der **Nachtpflege** richtet sich vor allem an schwerstpflegebedürftige, häufig stark verwirrte Schlaganfallpatienten, die oft nachts besonders aktiv sind, was bedeutet, dass sich betreuende Angehörige nicht ausreichend erholen können. Hier springt die Nachtpflege ein: Während die Angehörigen tagsüber die Versorgung (noch) leisten, übernimmt dies in den Nachtstunden (in der Regel von 18 Uhr bis 8 Uhr) die Nachtpflegeeinrichtung. Finanziert werden Tages- und Nachtpflege bis zu bestimmten Höchstbeträgen (je nach Pflegestufe) über die Pflegekassen (siehe Seite 100/101).

Essen auf Rädern

Das „Essen auf Rädern" wird von verschiedenen Trägern der freien Wohlfahrtspflege angeboten. Erkundigen Sie sich bei den Vertretungen vor Ort. Daneben gibt es in vielen größeren Städten auch private Anbieter (siehe Gelbe Seiten unter dem Stichwort „Essen auf Rädern" oder „Fernverpflegung"). Die Auswahl umfasst unterschiedliche Menüs, unter anderem auch Vollwertkost, Diabetikeressen, cholesterin- und salzarme Kost sowie tiefgefrorene Speisen in verschiedenen Preisklassen. Über die Menüs, Kosten sowie die Handhabung der einzelnen Speisen beraten die jeweiligen Anbieter.

Wenn die Pflege des Kranken am Tag eben nur noch gerade so zu leisten ist, sollten Sie für die Nacht einen Pflegedienst engagieren

Fahrdienste

Der Fahrdienst ermöglicht alten und/
oder gehbehinderten Menschen,
mobil zu bleiben. Diesen Service gibt
es vor allem in größeren Städten und
ihn können auch Schlaganfallpatienten in Anspruch nehmen, die außerhalb der Wohnung auf die ständige
Benutzung des Rollstuhls angewiesen
und nicht in der Lage sind öffentliche
Verkehrsmittel zu benutzen. Fahrten
müssen möglichst frühzeitig ange-
meldet werden; sie werden meist von
einem Träger der Wohlfahrtspflege
(zum Beispiel dem Roten Kreuz)
angeboten. Teilweise übernehmen
Kostenträger wie die Krankenkassen
den Fahrpreis (zum Beispiel im Rahmen einer Rehabilitationsmaßnah-
me), teilweise muss man selbst bezahlen (Preis je nach Entfernung). Informationen gibt es in der Regel beim
städtischen Sozialamt oder einem der
Wohlfahrtsverbände vor Ort. Wo dieser
Service nicht besteht, können unter
Umständen behindertengerechte
Taxen eine Alternative sein.

Wichtige Fragen

Sexualität

Auch nach einem Schlaganfall können
Liebe und Sexualität so befriedigend
erlebt werden wie zuvor. Allerdings
sind viele Betroffene verunsichert:
Bin ich trotz meiner Lähmung noch
attraktiv für meinen Partner? Besteht
eine Gesundheitsgefahr (zum Beispiel
durch einen Orgasmus)? In jedem Fall
ist es wichtig mit dem Partner offen
über Ängste und Probleme, aber auch
Lust und Begehren zu sprechen und
so eine neue Ebene der Vertraulichkeit herzustellen, in der Sex auch
nach dem Schlaganfall neu, vielleicht
anders, aber nicht weniger intensiv
erlebt werden kann. Wissenschaftliche
Untersuchungen haben ergeben,
dass Frauen fast durchweg zur „alten"
sexuellen Praktik zurückfanden.

Anders bei Männern. Hier gibt es drei
Gruppen: Während Sexualität für das
erste Drittel nach einiger Zeit ebenfalls wieder zum normalen Leben
gehört, verliert ein zweites Drittel die
Lust (Libido) auf sexuelle Befriedigung und die Potenz. Die Ursachen
sind nur in einem kleinen Teil der
Fälle körperlich bedingt. Vielmehr
bringt der Schlaganfall oft psychische
Veränderungen mit sich, die Menschen werden depressiv, leiden unter
Antriebsmangel, die (sexuelle) Erleb-
nisfähigkeit lässt stark nach. Auch
bestimmte Medikamente können
Libido und Potenz schwächen. Hier
kann ein offenes Gespräch mit dem
Arzt oder einem Psychotherapeuten
weiterhelfen.
Gleiches gilt für das letzte Drittel der
Betroffenen, deren Libido voll erhal-

ten ist, die aber an einer Erektions-schwäche des Gliedes leiden (teils psychisch, teils körperlich bedingt). Hier gibt es inzwischen ausgezeich-nete Therapiemöglichkeiten, die in vielen Fällen wieder ein erfülltes Sexualleben ermögliche – sei es durch Einsatz bestimmter Medikamente, die die Durchblutung in den Genitalien verbessern, sei es durch Psychothera-pie oder spezielle technische Hilfsmit-tel, die für eine Erektion sorgen.
Bei halbseitigen Lähmungen ist die Missionarsstellung oft weniger geeig-net, besser ist eine Seitenlage oder, wenn der Mann betroffen ist, die Rückenlage, bei der die Partnerin den aktiveren Part übernimmt.
Eine gesundheitliche Gefahr durch einen Orgasmus ist nahezu auszu-schließen. Herzfrequenz und Blut-druck werden nicht stärker beschleu-nigt als beim Treppensteigen.

Depression

Der Schlaganfall ist immer ein ein-schneidendes Ereignis, das das Leben stark verändert. Wie bereits mehrmals erwähnt, kann dies bei manchen Betroffenen zu Antriebsarmut, Motiva-tionslosigkeit und Depressionen führen. Bereits in der ersten Rehabili-tationsphase wird das Behand-lungsteam versuchen, dem mit Thera-pien entgegenzuwirken. Vor allem aus schweren Depressionen kann man einen Betroffenen nur durch das Ein-schalten eines Psychiaters und den vorübergehenden Einsatz von speziel-len Medikamenten (Antidepressiva)

herausholen. Eine entscheidende Rolle kommt dabei auch den Ange-hörigen zu, die den Schlaganfall-patienten stützen und versuchen, ihm neuen Lebensmut zu geben. Doch auch nach der ersten Rehabili-tationsphase, wenn der Schlaganfall-patient bereits wieder nach Hause zurückgekehrt ist, können Phasen auftreten, in denen Mutlosigkeit auf-kommt. Dann kann es wichtig sein, sich mit anderen, denen es ähnlich geht, auszutauschen.
In vielen Städten gibt es bereits Selbsthilfegruppen für Schlaganfall-patienten und ihre Angehörigen. Ihr Ziel ist es, sich selbst und dadurch auch anderen bei der Bewältigung der schwierigen Situation zu helfen. Man gibt sich im Erfahrungsaus-tausch, im persönlichen Gespräch emotionale Unterstützung, Ängste, Traurigkeit und andere Gefühle kön-nen angesprochen werden, neuer Mut und Hoffnung werden vermittelt. Durch den Austausch mit anderen gewinnt man Sicherheit zurück, zum Beispiel auch bei Gesprächen mit Ärzten und anderen Institutionen des Gesundheitswesens.

Selbsthilfegruppen können Kranken und deren Angehörigen Mut und Hoffnung vermitteln

WICHTIG

In Selbsthilfegruppen geht es nicht nur um Probleme und Ängste. Hier können sie sich auch gemeinsam über erreichte Fortschritte freuen, Spaß haben oder sich über neue Methoden in Therapie und Rehabilitation austauschen.

Eine Selbsthilfegruppe kennt keine festen Gesprächsregeln. Jeder kann von seinen Problemen erzählen, die anderen hören zu, bringen ihre persönlichen Erfahrungen mit ein. Worüber man reden möchte, kann jeder selbst entscheiden. Durch die Vertraulichkeit herrscht eine sehr offene Atmosphäre.

Wo Sie die Adresse einer Selbsthilfegruppe in Ihrer Nähe erfahren, steht auf Seite 120/121.

Auto fahren

Ob der Betroffene trotz Schlaganfall weiter ein Auto lenken kann, lässt sich nur individuell entscheiden. Probleme können sowohl körperliche Behinderungen als auch psychische Veränderungen bereiten. Eine halbseitige Lähmung allein stellt die Fahrtauglichkeit noch nicht in Frage – durch einen entsprechenden Umbau des Wagens ist es ohne weiteres möglich, auch nur mit einer Hand und einem Fuß zu fahren. Schwerwiegender wirken sich verbliebene Sehstörungen wie der Ausfall des Gesichtsfeldes auf einer Seite aus. Zwar kann man lernen durch Drehen des Kopfes sich auch auf der betroffenen Seite zu orientieren, doch in Extremsituationen, wo schnelles Handeln wichtig ist, kann das entscheidende Sekundenbruchteile zu lange dauern. Auch bei Schwankungen in Aufmerksamkeit und Konzentrationsfähigkeit, einer verminderten Reaktionsfähigkeit oder Orientierungsproblemen sollte der

Heute gibt es eine ganze Palette an Umbaumöglichkeiten für das Auto

Betroffene besser die Hände vom Zündschlüssel lassen. Bei Zweifeln über die Fahrtüchtigkeit, daher immer den Arzt zu Rate ziehen.

Zurück in den Beruf?

Gerade jüngeren Betroffenen stellt sich schnell die Frage, ob sie wieder zurück in den Beruf können. Ein Großteil der Rehabilitationsmaßnahmen zielt ja darauf ab, wieder möglichst selbstständig den Alltag bewältigen zu können. Bleiben keine schwerwiegenden Folgeschäden zurück, stehen die Chancen des Betroffenen auf eine Rückkehr ins Arbeitsleben gar nicht so schlecht.

Voraussetzung ist eine genaue Leistungsdiagnostik, die neben den körperlichen Fähigkeiten auch die Belastbarkeit, Ausdauer, Konzentrationsfähigkeit, das Reaktionsvermögen, das logische Denken sowie eine möglichst realistische Selbsteinschätzung miteinbezieht. Da Berufe, die große körperliche Belastungen, gut gesteuerte Bewegungen und schnelle Entscheidungen erfordern, oft eher ungeeignet sind, kann unter Umständen allerdings eine Umschulung notwendig sein. Informationen erhält man bei den Arbeitsämtern, Berufsgenossenschaften, den (Haupt)-Fürsorgestellen und den Versorgungsämtern, in einigen Bundesländern auch über spezielle Landesbeauftragte für Behinderte.

Grundlage für die Eingliederung von schwer behinderten Menschen in die Arbeit ist das Schwerbehindertengesetz. Das Ziel der beruflichen Eingliederung soll dadurch erreicht werden, dass der Behinderte einen seinen Fähigkeiten und Kenntnissen entsprechenden Arbeitsplatz erhält und der Arbeitsplatz des Schwerbehinderten gesichert wird (zum Beispiel durch einen besonderen Kündigungsschutz).

Urlaubsreisen

Raus aus den eigenen vier Wänden, etwas anderes sehen, neues erleben – Urlaub kann gerade für Schlaganfallpatienten und ihre Angehörigen sehr hilfreich sein, abzuschalten, zu entspannen und neuen Lebensmut zu sammeln. Allerdings sollte man bei der Planung einige Dinge beachten:
◼ Da das Fahren langer Strecken mit dem Auto für Betroffene meist nicht in Frage kommt (auch als Beifahrer kann es bei einer Halbseitenlähmung Probleme geben) ist die Bahn das ideale Reisemittel: Man kann sich während der Fahrt bewegen, der betroffene Arm kann auf den Tischen, die es inzwischen nicht nur im Speisewagen, sondern auch in vielen Großraumwagen gibt, gut gelagert werden.
◼ Reisen mit dem Flugzeug sind nicht immer ratsam. Je nach Allgemeinzustand des Betroffenen kann sich die Druckveränderung vor allem bei Start und Landung negativ auswirken. Der Blutdruck steigt (besonders, wenn zur Veränderung des Kabinendrucks auch noch Angstgefühle kommen) und dadurch besteht eine – wenn auch geringe – Gefahr eines

verschleppten Blutgerinnsels (Embolie) oder einer Blutung. Auch der eingeschränkte Platz im Flugzeug kann zu Problemen führen.
◼ Vor einer Urlaubsreise sollte man sich immer mit dem Arzt beraten und die bewährten Medikamente in ausreichender Menge mitnehmen. Sicherheitshalber einen medizinischen Befund in Deutsch und Englisch mitzuführen hat sich bewährt. Der behandelnde Arzt am Urlaubsort erhält dadurch im Notfall wichtige Vorinformationen. Schließlich sollte man besonders bei Auslandsreisen eine Rückholversicherung abschließen (unter anderem bei fast allen Versicherungsgesellschaften und Automobilclubs möglich).

Sport

Bewegung steigert die Lebensfreude und kann helfen, viele der Risikofaktoren für einen zweiten Schlaganfall besser in Schach zu halten. Allerdings sind Leistungsdruck und Wettkampf absolut nichts für Schlaganfallpatienten. Auch Sportarten, die abrupte Bewegungen (vor allem mit abwärts geneigtem Kopf), abrupte Kopfdrehungen oder starke Anspannungen erfordern, sind ungeeignet.
Neben Gymnastik (siehe auch Seite 55–65) können vor allem Schwimmen (besonders Rückenschwimmen) und Bewegungsübungen im Wasser (immer an einer Haltestange oder am Randüberlauf festhalten) empfohlen werden. Auch Spaziergänge sind Sport!

Leistungsdruck und Wettkampf haben beim Sport der vom Schlaganfall betroffenen Menschen nichts zu suchen

Sozialrechtliche Ansprüche und Pflegeversicherung

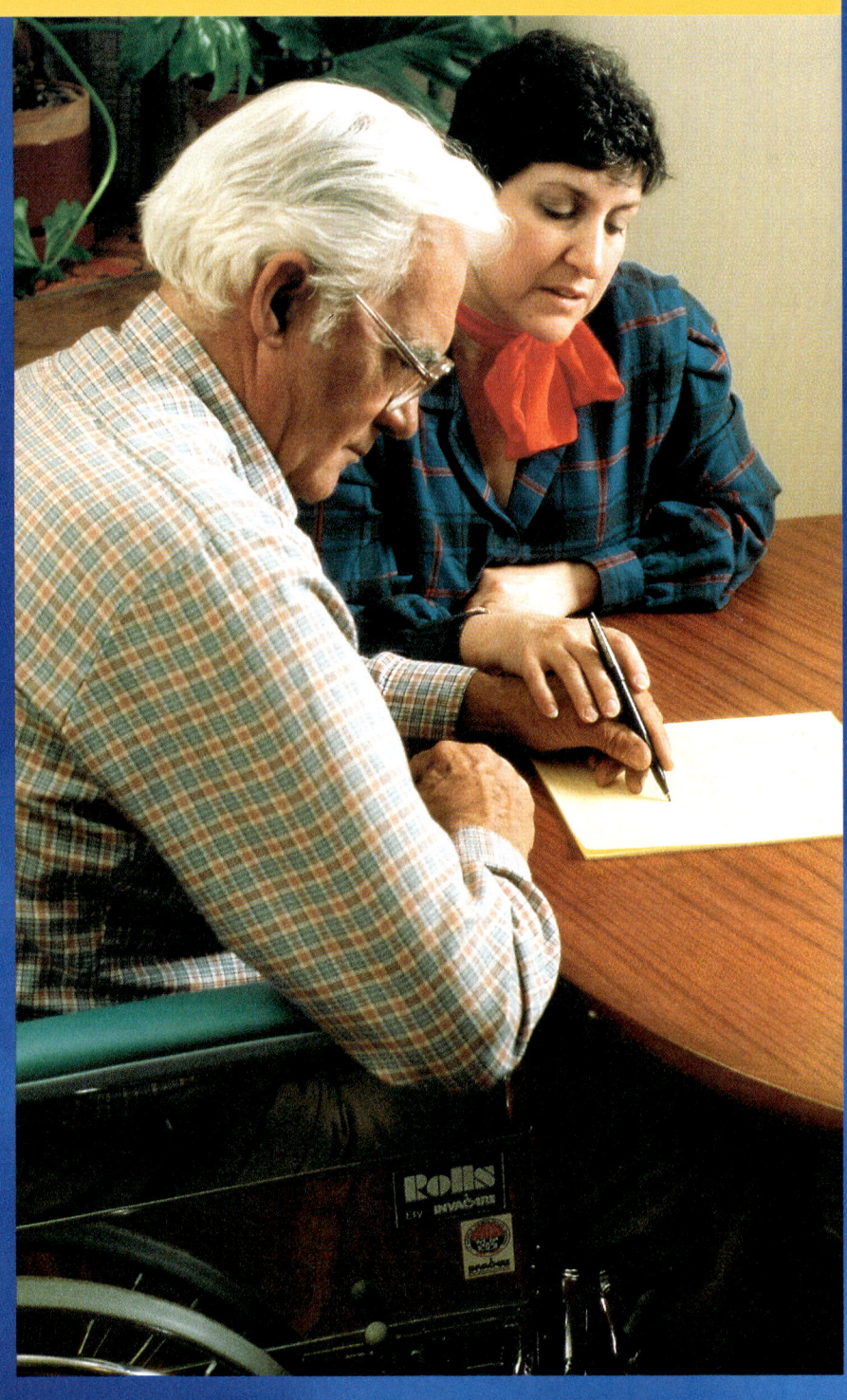

Was leistet die Pflegeversicherung?

Einen Großteil der Kosten, die durch die Pflegebedürftigkeit entstehen, deckt seit 1995 die Pflegeversicherung. Versichert ist automatisch jeder, der krankenversichert ist (egal ob als Mitglied oder als Familienangehöriger). Ansprechpartner zum Thema Pflegeversicherung ist die Pflegekasse innerhalb der eigenen Krankenkasse. Die Leistung der Pflegekassen im Rahmen der häuslichen Pflege umfasst sowohl die Grundpflege als auch die hauswirtschaftliche Versorgung. Die Kosten für die Behandlungspflege übernimmt nach wie vor die Krankenkasse. Wie hoch die Unterstützung durch die Pflegekasse ist, hängt davon ab, wie groß die Pflegebedürftigkeit ist. Man unterscheidet dabei drei Pflegestufen:

Pflegestufe I (erhebliche Pflegebedürftigkeit)

Es besteht mindestens einmal täglich Hilfsbedarf für wenigstens zwei Verrichtungen aus einem oder mehreren Bereichen (Körperpflege, Ernährung und Bewegung). Zusätzlich ist mehrmals in der Woche Unterstützung bei hauswirtschaftlichen Tätigkeiten nötig. Der zeitliche Mindestaufwand für die Pflege beträgt 1,5 Stunden pro Wochentag. Dabei muss die Grundpflege gegenüber der hauswirtschaftlichen Versorgung überwiegen (mindestens 45 Minuten Grundpflege).

Pflegestufe II (Schwerpflegebedürftigkeit)

Es besteht mindestens dreimal täglich Hilfsbedarf, und zwar zu verschiedenen Tageszeiten. Die Hilfe wird im Bereich Körperpflege, Ernährung oder Bewegung benötigt. Zusätzlich ist mehrfach in der Woche Unterstützung bei hauswirtschaftlichen Tätigkeiten notwendig. Der zeitliche Mindestaufwand für die Pflege beträgt drei Stunden pro Wochentag. Dabei muss die Grundpflege gegenüber der hauswirtschaftlichen Versorgung überwiegen (mindestens zwei Stunden Grundpflege).

Pflegestufe III (Schwerstpflegebedürftigkeit)

Es besteht täglich rund um die Uhr, auch nachts, Hilfsbedarf bei Körperpflege, Ernährung oder Bewegung. Zusätzlich ist mehrfach in der Woche Unterstützung bei hauswirtschaftlichen Tätigkeiten notwendig. Der zeitliche Mindestaufwand für die Pflege beträgt fünf Stunden pro Wochentag. Dabei muss die Grundpflege gegenüber der hauswirtschaftlichen Versorgung überwiegen (mindestens vier Stunden Grundpflege).

Abgrenzung und Einstufung

Für die genaue Abgrenzung der drei Pflegestufen und den Mindestaufwand gibt es detaillierte Richtlinien. In welcher Stufe man eingestuft wird, entscheidet die Pflegekasse auf der Basis eines Gutachtens des Medizinischen Dienstes der Krankenkasse (MDK). Jeder, der einen Antrag auf Kostenübernahme durch die Pflegeversicherung stellt, wird in der Regel von einem Spezialisten des MDK in seiner eigenen Wohnung befragt und begutachtet.

Neben den medizinischen Voraussetzungen ist es nötig, eine bestimmte Mindestzeit versichert gewesen zu sein, bevor man Leistungen in Anspruch nehmen kann. Seit 1.1.1997 beträgt diese „Vorversicherungszeit" zwei Jahre, bis zum Jahr 2000 wird sie stufenweise auf fünf Jahre heraufgesetzt.

Die Einteilung in die entsprechende Pflegestufe trifft ein Spezialist des Medizinischen Dienstes der Krankenkasse

Sach- oder Geldleistungen

Nach der Einstufung durch den MDK muss man sich entscheiden, ob man einen professionellen Pflegedienst engagieren möchte (dieser wird dann direkt von der Pflegekasse bezahlt) oder ob man lieber ein Pflegegeld in Anspruch nehmen möchte, das die Pflegekasse dann dem Betroffenen bezahlt. Dies ist allerdings nur möglich, wenn die Pflege durch Angehörige oder eine andere Person des Vertrauens sichergestellt ist. Außerdem muss mindestens jedes halbe (Pflegestufe I und II) bzw. viertel Jahr (Pflegestufe III) ein Pflegeeinsatz von einer professionellen Einrichtung durchgeführt werden (die Kosten von 30 bzw. 50 DM trägt der Betroffene selbst), bei dem auch die Pflegesituation und -qualität überprüft wird. Diese Pflege-Sach-Leistungen bzw. Geldleistungen stehen in den drei Pflegestufen pro Monat zur Verfügung:

Pflegestufe	Pflege-Sach-Leistungen	Geldleistungen
I	Pflegeeinsätze bis zu einem Gesamtwert von 750 DM	400 DM
II	Pflegeeinsätze bis zu einem Gesamtwert von 1800 DM	800 DM
III	Pflegeeinsätze bis zu einem Gesamtwert von 2 800 DM (in besonderes schweren Fällen auch bis zu 3 750 DM)	1300 DM

Auch eine Kombination aus Pflege-Sach-Leistungen und Geldleistung ist möglich. Dabei wird zunächst ermittelt, wie viel Prozent der möglichen Höchstsumme bei den Sachleistungen in Anspruch genommen wurde. Dieselbe Prozentzahl wird bei den Geldleistungen abgezogen.

Beispiel: Wurden bei einem Betroffenen in der Pflegestufe II Pflegeeinsätze für 1260 DM (= 70% der Höchstsumme von 1800 DM) geleistet, kann der Patient zusätzlich nur noch 240 DM Pflegegeld erhalten (= 30% der Geldleistung in Pflegestufe II von 800 DM).

Die Pflegekassen tragen auch die Kosten für die Kurzzeitpflege (vier Wochen lang, maximal 2800 DM) sowie für Tages- und Nachtpflege einschließlich der notwendigen Fahrtkosten.

Dabei gibt es folgende monatlichen Höchstbeträge:

Pflegestufe	Gesamtwert der Leistungen
I	750 DM
II	1500 DM
III	2100 DM

Zusätzlich können Pflege-Sach-Leistungen (allerdings nur in Höhe der Differenz zum monatlichen Höchstbetrag) oder anteiliges Pflegegeld (Berechnung wie Kombinationsleistungen) in Anspruch genommen werden.

Darüber hinaus beteiligen sich die Pflegekassen an den Kosten für Hilfsmittel und dem behindertengerechten Umbau der Wohnung (maximal 5000 DM je Umbaumaßnahme).

Wenn der Schlaganfallpatient in keine Pflegestufe kommt oder die Leistungen der Pflegekassen nicht ausreichen, müssen die Kosten für die Versorgung in der Regel aus der eigenen Tasche bezahlt werden. Ist das nicht möglich, kann die Sozialhilfe einspringen.

Zusatzleistung der Pflegeversicherung

Angehörige, die einen Betroffenen mindestens 14 Stunden in der Woche in seiner häuslichen Umgebung pflegen, sind bei dieser Tätigkeit in der gesetzlichen Unfallversicherung versichert. Dies gilt auch für alle Wege, die mit der Pflege zusammenhängen. Die Pflegekasse zahlt auch Beiträge zur Rentenversicherung – abgestuft nach dem Grad der Pflegebedürftigkeit. Voraussetzung für beide Leistungen ist, dass der Angehörige daneben nicht regelmäßig mehr als 30 Stunden wöchentlich erwerbstätig ist.

Versorgungsrecht/Behindertenausweis

Wann immer möglich, sollte eine Wiedereingliederung in das Berufsleben angestrebt werden (siehe Seite 96). Kommt dies nicht in Frage, sollte man sich möglichst frühzeitig über die Berufsunfähigkeits- bzw. Erwerbsunfähigkeitsrente informieren (bei den Trägern der gesetzlichen Rentenversicherung).

Berufsunfähig ist, wer infolge des Schlaganfalls nicht mehr als die Hälfte dessen verdienen kann, was vergleichbare Versicherte mit ähnlicher Ausbildung und gleichwertigen Kenntnissen und Fähigkeiten verdienen.

Erwerbsunfähig ist, wer infolge des Schlaganfalls eine Erwerbstätigkeit in gewisser Regelmäßigkeit nicht mehr ausüben kann oder damit nur noch geringfügige Einkünfte erzielt.

Voraussetzungen für die Zahlung einer Rente ist, dass man vor dem Schlaganfall eine versicherungspflichtige Tätigkeit ausgeübt hat und in den letzten fünf Jahren vor dem Schlaganfall mindestens drei Jahre rentenversichert war. Die Höhe der Rente hängt unter anderem von Höhe und Anzahl der geleisteten Beiträge ab.

Zusätzlich erhalten Betroffene vor allem von staatlicher Seite viele Unterstützungsmaßnahmen, die man auf keinen Fall aus falscher Scham ungenützt lassen sollte. Die Hilfen sind keine Privilegien, sondern ein Versuch einige Nachteile und Mehraufwendungen, die als Folge des Schlaganfalls entstanden sind, zumindest teilweise auszugleichen!

Eine der wichtigsten Voraussetzungen diese Maßnahmen in Anspruch nehmen zu können, ist der Schwerbehindertenausweis. Ihn erhält man nur auf Antrag (Formulare gibt's unter anderem bei den Versorgungsämtern, den Sozialämtern und örtlichen Fürsorgestellen). Im Antrag müssen vollständige Angaben zu den Gesundheitsstörungen und ihren Folgen gemacht werden. Soweit vorhanden, sollte man ärztliche Unterlagen und Bescheide über die Behinderung (zum Beispiel Rentenbescheid) immer als Kopie beilegen.

Der Behindertenausweis gilt gegenüber Behörden, Sozialleistungsträgern, Arbeitgebern etc. als Nachweis einer schweren Behinderung. In ihm ist der Grad der Behinderung festgehalten sowie eventuell besondere Merkzeichen, zum Beispiel bei starker Gehbehinderung oder wenn eine ständige Begleitung erforderlich ist.

Zu den möglichen Unterstützungsmaßnahmen zählen unter anderem Vergünstigungen bei Bus, Bahn und Flugreisen, Wohngeld, die Befreiung von Rundfunk- und Fernsehgebühren oder Ermäßigungen beim Telefonieren, aber auch ermäßigte Eintritte für viele öffentliche und private Einrichtungen (zum Beispiel Konzerte, Museen, Kurse etc.).

Steuervergünstigungen

Auch beim Finanzamt können einige der Kosten, die als Folge des Schlaganfalls entstanden sind, geltend gemacht werden. Für die „außergewöhnlichen Belastungen" hat man die Wahl: entweder man weist alle Kosten einzeln nach oder beantragt einen pauschalen Freibetrag: Seine Höhe richtet sich nach dem Grad der Behinderung:

Grad der Behinderung (in Prozent)	Freibetrag (DM)
25 und 30	600
35 und 40	840
45 und 50	1100
55 und 60	1410
65 und 70	1740
75 und 80	2070
85 und 90	2400
95 und 100	2760

Bei einer Behinderung unter 25 Prozent ist keine Abrechnung über einen Freibetrag möglich. Betroffene, die nicht ohne fremde Hilfe auskommen, können unabhängig vom Grad der Behinderung einen Freibetrag von 2700 DM pro Jahr beanspruchen. Bestimmte Ausgaben erkennt das Finanzamt in der Regel zusätzlich zu diesem Freibetrag an, zum Beispiel außerordentliche Krankheitskosten, die man selbst bezahlt hat. Diese müssen durch Rechnungen und Belege nachgewiesen werden. Außerdem gibt es einen Eigenanteil, den man selbst tragen muss. Wie hoch diese „zumutbare Belastung" ist, richtet sich nach der Höhe der Einkünfte. Zusätzlich werden unter bestimmten Voraussetzungen auch Kosten für eine Hilfe im Haushalt, Fahrtkosten sowie Kinderbetreuungskosten berücksichtigt (allerdings teilweise nur bis zu bestimmten Höchstbeträgen). Auch eine Befreiung von der Kfz-Steuer ist unter Umständen möglich.

Da die Anerkennung für all diese Steuervergünstigungen von vielen Einzelfaktoren abhängt, kann im Rahmen dieses Buches nur geraten werden, sich beim Finanzamt oder einem Steuerberater genau zu informieren! Angehörige, die einen Schlaganfallpatienten zu Hause pflegen, können in ihrer Steuererklärung eine Pflegepauschbetrag von 1800 DM angeben. Pflegen mehrere Personen, muss dieser Betrag anteilig aufgeteilt werden. Auch eine Abrechnung nach den tatsächlich entstandenen und nachweisbaren Kosten ist möglich. Allerdings müssen dabei alle Erstattungen von Kranken- bzw. Pflegekassen, Versicherungen etc. abgezogen und die Grenzen der „zumutbaren Belastung" überschritten sein.

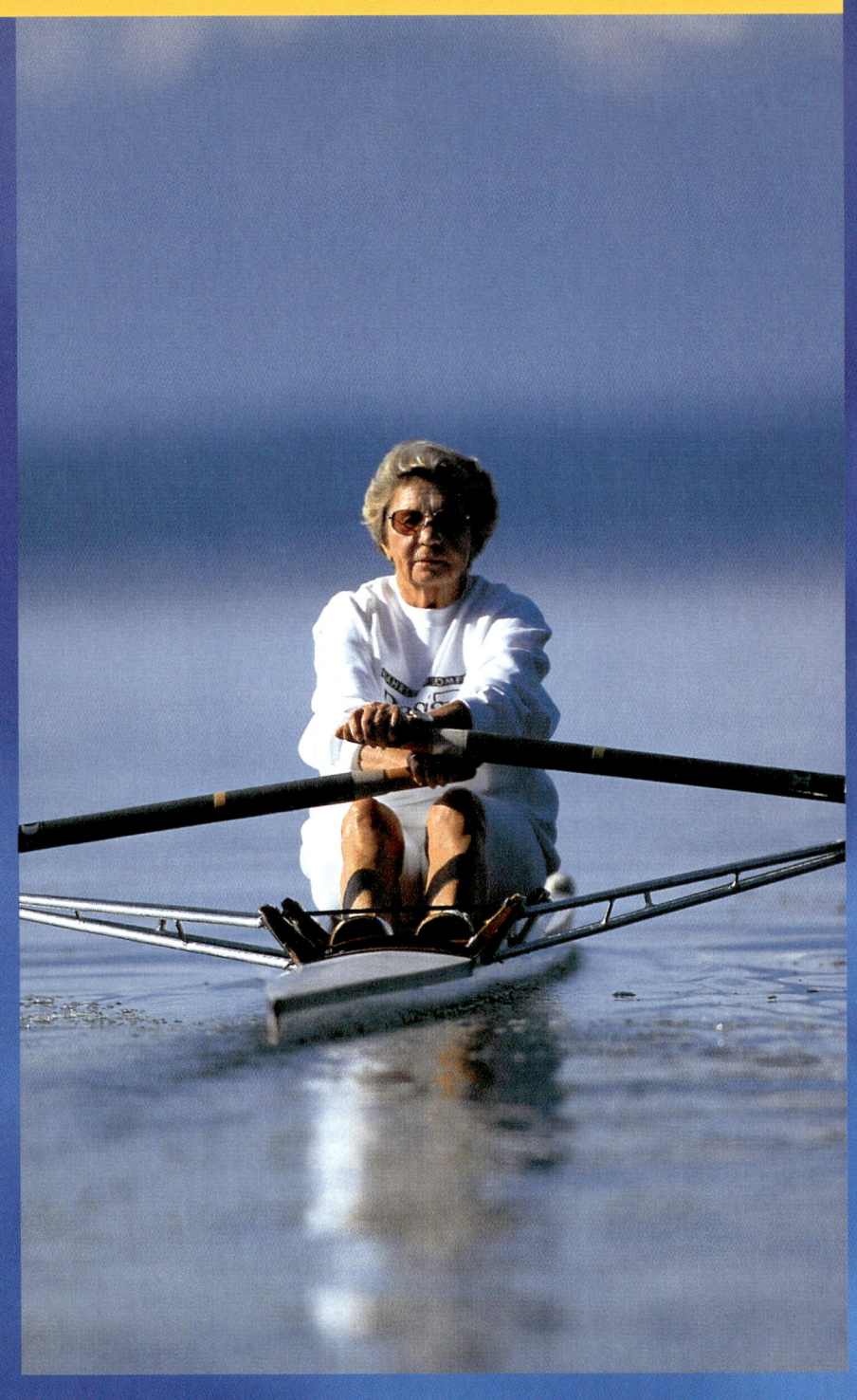

Checkliste: Der richtige Ansprechpartner

Die folgende Checkliste soll Ihnen helfen, zu den wichtigsten Fragen weitere Informationen zu erhalten. Die gekennzeichneten Stellen bieten oft Hilfen und Unterstützung an oder können Sie weitervermitteln. Die Liste erhebt keinerlei Anspruch auf Vollständigkeit!

Ansprechpartner/ Hilfe und Unterstützung	Hausarzt	Gesundheitsamt	Krankenkasse/ Pflegekasse	Sozialamt	Wohlfahrtsverbände	Gelbe Seiten	Deutsche Schlaganfallstiftung	Arbeitsamt	Behindertenberatungsstellen
Behindertenhilfe			X	X	X		X		X
Berufliche Wiedereingliederung			X	X				X	X
Depression	X	X				X			
Stressbewältigung			X						
Ergotherapie	X	X	X						
Ernährungsberatung	X	X	X						
Essen auf Rädern				X	X	X			
Fahrdienste				X	X				
Häusliche Krankenpflege			X	X	X	X			
Krankengymnastik	X	X	X			X			
Kurzzeitpflege			X	X	X				
Pflegeversicherung			X	X	X				X
Rehabilitationskliniken			X				X		X
Rechtsfragen				X					X
Rente								X	X
Schwerbehindertenausweis			X	X					X
Selbsthilfegruppen		X			X		X		X
Sprachtherapie	X					X			
Tages- und Nachtpflege			X	X	X				
Vergünstigungen				X					X

Glossar

Abasie: Unfähigkeit zu gehen

Abulie: Krankhafte Willens- und Entschlusslosigkeit

Abusus: Übermäßiger Konsum von Medikamenten, Alkohol oder anderen Substanzen

Acetylsalicylsäure (ASS): Medikament; Aggregationshemmer

Adiadochokinese: Unfähigkeit, rasch gegensätzliche Bewegungen mit einem Körperteil durchzuführen, insbesondere Dreh- und Wendebewegungen (oft auch Dysdiadochokinese genannt)

adipös: Übergewichtig

Adynamie: Kraftlosigkeit; Muskelschwäche

Affektinkontinenz: Fehlende oder mangelnde Selbstkontrolle über Gefühle und Stimmungen

Aggregationshemmer: Medikamente, die die Bildung von Blutgerinnseln verhindern helfen

Agnosie: Störung beim Erkennen von Sinneseindrücken (besonders fühlen, sehen, hören), obwohl die Sinnesorgane normal funktionieren

Agrammatismus: Unvermögen, beim Sprechen korrekte Sätze zu bilden

Agraphie: Unvermögen zu schreiben

AHB: Abkürzung für Anschlussbehandlung (medizinische Rehabilitation in speziellen Kliniken)

Akalkulie: Unfähigkeit zu rechnen

aktivierende Pflege: Pflegerisches Konzept, das die Förderung der Selbstständigkeit des Patienten als oberstes Ziel hat

Alexie: Unvermögen zu lesen

Amaurose: Totale Erblindung

Amaurosis partialis fugax: Plötzliche, vorübergehende Sehstörung

Amnesie: Gedächtnisverlust; Erinnerungslücke

Anämie: Blutarmut mit Verminderung des roten Blutfarbstoffes und/oder der roten Blutkörperchen

Analgesie: Unempfindlichkeit gegenüber Schmerzreizen

Analgetika: Schmerzlindernde Medikamente

Anamnese: Vorgeschichte der Krankheit

Anastomose: Angeborene, erworbene oder künstliche Verbindung zwischen zwei Gefäßen

Aneurysma: Angeborene oder erworbene Gefäßausbuchtung (Aussackung), die bei Erhöhung des Blutdrucks platzen kann (siehe auch Subarachnoidalblutung)

Angiographie: Gefäßdarstellung im Röntgenbild (nach Gabe eines Kontrastmittels)

Angiom: Gefahr des Zerreißens einer geschwulstartigen Gefäßneubildung bzw. Fehlbildung („Blutschwämmchen") mit dem Risiko einer Hirnblutung

Angioplastie: Künstliche Gefäßausdehnung von vorher verengten Gefäßabschnitten

Antagonist: Widersacher

Anteriorinfarkt: Hirninfarkt im Bereich der vorderen Hirnarterie

Antiarrhythmika: Medikamente zur Behandlung von Herzrhythmusstörungen

Antibabypille: Risikofaktor für einen Schlaganfall (erhöhtes Thromboserisiko) bei jungen Frauen, insbesondere im Zusammenhang mit Rauchen

Antidepressiva: Medikamente zur Behandlung einer Depression

Antikoagulantien: Medikamente zur Hemmung der Blutgerinnung (siehe auch Heparin)

Antispastika: Medikamente, um die (muskuläre) Spastik zu senken

Aphagie: Unvermögen zu essen oder zu schlucken

Aphasie: Störung des Sprechvermögens mit Einschränkung der Sprachbildung (motorische Aphasie), des Sprachverständnisses (sensorische Aphasie) oder von beiden (globale Aphasie)

Aphonie: Nur tonloses Sprechen, Flüstern möglich

Apnoe: Zeitweises Aussetzen der Atmung; Atemstillstandsepisoden im Schlaf

Apoplektischer Insult: Veraltete Bezeichnung für den Schlaganfall

Apraxie: Unfähigkeit, sinnvolle, zweckmäßige Bewegungen auszuführen, obwohl die Kraft erhalten ist

Arachnoidea: Teil der weichen Hirnhaut

Areflexie: Fehlen der normalen Reflexe

Arrhythmie: Unregelmäßigkeit (des Herzschlages)

Arteria basilaris: Hirnstammschlagader

Arteria carotis: Halsschlagader

Arteria cerebri: Gehirnschlagader

Arteria vertebralis: Halswirbelschlagader

Arterie: Schlagader; Blutgefäß, das vom Herz kommendes, sauerstoffreiches Blut transportiert

Arteriographie: Angiographie, bei der die Arterien dargestellt werden

Arteriosklerose: Erkrankung der Blutgefäe, die Verdickung, Verhärtung und Verkalkung der Gefäßwände zur Folge hat

Aspiration: Einatmung von Fremdstoffen; „Verschlucken"

107

Astasie: Unfähigkeit zu stehen

asymptomatisch: Ohne Beschwerden

Ataxie: Störung der Bewegungs-
koordination

Atrophie, cerebrale: Abnahme des
Gehirnvolumens

Ausfälle: Sammelbezeichnung für ver-
schiedenartige Störungen von Körperfunktionen

Ballondilatation: Aufweitung von
Gefäßverengungen mit einem Ballon-
katheter

Basilaristhrombose: Lebensbedrohli-
cher Schlaganfall durch einen thrombotischen Verschluss der Hirnstammschlagader

Behandlungspflege: Spezielle Pflege,
die die medizinische Behandlung
unterstützt (z.B. Verbandswechsel,
Medikamentengabe, Spritzen und
Infusionen)

Betablocker: Blutdrucksenkende
Medikamentengruppe

Bidet: Toilettenähnliches Sitzbecken
für Waschungen

Binswanger-Erkrankung: Nach einem
deutschen Neurologen benanntes
Krankheitsbild mit Durchblutungsstörungen tiefer Gehirnstrukturen
(Fachbezeichnung: Enzephalopathia
hypertensiva). Ursache: jahrelang
unbehandelter Bluthochdruck

Biopsie: Entnahme einer Ge-
webeprobe am lebenden Organismus

Blickparese: Unfähigkeit, die Augen in
eine bestimmte Richtung zu wenden

Blickpräferenz: Beide Augen können
nicht in Richtung der gelähmten Seite
blicken

Blut-Hirn-Schranke: Gewebeschranke
zwischen Blut und Gehirn; schützt das
Gehirn vor schädlichen Stoffen im
Blut

*Blutkörperchensenkungsgeschwindig-
keit:* Geschwindigkeit, mit der Blut
sich in seine festen und flüssigen
Bestandteile trennt; bei Entzündungen
erhöht

Bobath-Methode: Therapiekonzept in
der Rehabilitation unter Einbezie-
hung von Krankengymnastik, Ergotherapie, Logopädie und Pflege;
benannt nach den Begründern, dem
Ehepaar Dr. Karel und Bertha Bobath

brachiofazial: Gesicht und Arme
betreffend

Brachiofaziale Parese: Halbseitenlähmung von Arm und Gesicht

Bradykardie: Verlangsamung des Herzrhythmus

Broca-Aphasie: Motorische Aphasie
(die Sprachbildung betreffend)

B-Scan-Sonographie: Ultraschallverfahren, mit dem die Arterien sichtbar gemacht werden können

Bulbärparalyse: Sammelbezeichnung
für ein Krankheitsbild des Hirnstam-
mes mit schweren Ausfallerscheinungen (z.B. Sprech- und Schluckstörungen)

Bypass: Künstlicher Umgehungskreislauf für ein verstopftes Gefäß

Capsula interna: Weiße Gehirnsubstanz zwischen den Stammganglien (Nervenzellenansammlung im Hirnstamm), durch die die gebündelten Nervenbahnen vom Großhirn zum Rückenmark und umgekehrt verlaufen

Carotis: Halsschlagader

Cerebellum: Kleinhirn

cerebral: Das Gehirn betreffend

Chiropraktik: Häufig angewendete Technik, um Halsbeschwerden durch ruckartiges Ziehen und Drehbewegungen am Kopf zu beheben. Sehr gefährlich, da die beiden Halswirbelsäulen- und Halsschlagadern verletzt werden können (Schlaganfall!)

Cholesterin: Fettähnlicher Stoff, der in Gefäßwänden eingelagert werden kann und so zur Entstehung von Arteriosklerose beiträgt

Circulus arteriosus Willisii: Ringförmige Verbindung der Schlagadern an der Hirnbasis

Coiling: Schlingenbildung eines Blutgefäßes, z.B. der Halsschlagader

Commotio cerebri: Gehirnerschütterung

Computertomographie (CT): Computergestütztes Untersuchungsverfahren, bei dem durch Röntgenstrahlen Schichtbilder z.B. vom Gehirn erstellt werden können. Dient zum direkten Nachweis von Blutungen, Ödemen und Tumoren im Gehirn.

Cortex: Hirnrinde

Dehydration: Austrocknen des Körpers (durch Flüssigkeitsmangel)

Dekubitus: Druckgeschwür durch Wundliegen

Demenz: Verlust der geistigen Leistungsfähigkeit, insbesondere des Erkennens und Erinnerns sowie der Orientierung

Depression: Zustand der Niedergeschlagenheit, Traurigkeit und Antriebslosigkeit

Diabetes mellitus: Zuckerkrankheit

Diadochokinese: Fähigkeit, rasch aufeinander folgende (auch gegenläufige) Bewegungen flüssig auszuführen

Diastole: Erschlaffungsphase des Herzens, in der die Herzkammern mit Blut gefüllt werden

Digitale Subtraktionsangiographie: Computergestützte Form der Angiographie, bei der weniger Kontrastmittel benötigt wird

Diplopie: Doppelbilder sehen; Ursache ist meist eine Augenmuskellähmung

distal: Weiter entfernt von der Körpermitte liegend (z.B. an den Händen oder Füßen)

Diuretika: Medikamente, die den Blutdruck senken (indem sie die Kochsalz- und Wasserausscheidung im Harn erhöhen)

dominante Hemisphäre: Für die Sprache zuständige Hirnhälfte (bei Rechtshändern in der Regel die linke)

Doppler-Sonographie: Ultraschallverfahren, um an Blutgefäßen Richtung und Geschwindigkeit des Blutflusses zu bestimmen

drop attack: Anfallsartiger Sturz durch einen plötzlichen Verlust der Haltungs- und Muskelkontrolle bei klarem Bewusstsein

Duplex-Sonographie: Ultraschallverfahren; Kombination von Doppler- und B-Scan-Sonographie in einem Verfahren

Dysästhesie: Schmerzhafte Missempfindung; Sensibilitätsstörung

Dysarthrie: Störung der Aussprache und Sprachkoordination

Dysdiadochokinese: siehe Adiadochokinese

Dysmetrie: Bewegungsstörung; es fehlt das richtige Maß der Entfernung

Dysphagie: Schluckstörung

Dysphasie: Leichte Aphasie

Echokardiographie: Ultraschallverfahren zur bildlichen Darstellung des Herzens

Echolalie: Zwanghaftes Nachsprechen von Wörtern und Sätzen; Symptom der Aphasie

efferente Bahnen: Nerven, die Erregungen vom Zentralnervensystem zur Peripherie (z.B. zu Muskeln und Organen) leiten

Elektroenzephalographie (EEG): Untersuchungsmethode zur Ermittlung von Spannungsschwankungen im Gehirn durch Ableitung und Aufzeichnung der elektrischen Gehirnströme

Elektrokardiographie (EKG): Untersuchungsmethode zur Ermittlung von Spannungsschwankungen des Herzens durch Ableitung und Aufzeichnung elektrischer Herzströme

Elektromyographie: Untersuchungsmethode zur Ermittlung der Muskelspannung durch Ableitung und Aufzeichnung elektrischer Muskelströme

Embolie: Verschleppung von Blutgerinnseln in Blutgefäße, wo sie vor allem bei kleineren Gefäßen eine Einengung oder einen Verschluss bewirken können

embolischer Hirninfarkt: Schlaganfall, ausgelöst durch eine Embolie

Endarteriektomie: Operative Entfernung von thrombotischen Auflagerungen an der Innenwand eingeengter Gefäße

Enzephalitis: Gehirnentzündung

Enzephalon: Gehirn

Enzephalopathie: Allgemeiner Ausdruck für eine Störung des Gehirns

Epiduralhämatom: Blutung in den Raum zwischen Schädelknochen und harter Hirnhaut

Epilepsie: Oberbegriff für Krampfanfälle, die im Gehirn ausgelöst werden

Ergotherapie: Arbeits- und Beschäftigungstherapie

Erythrozyten: Rote Blutkörperchen

evozierte Potentiale: Elektrische Spannungsschwankungen des Nervensystems, die durch Seh-, Hör-, Berührungs- oder andere Reize ausgelöst werden

Exsikkose: Austrocknung durch Flüssigkeitsmangel

extrakranial: Außerhalb des Schädels

Extrasystole: Vorzeitiges Zusammenziehen des Herzmuskels, das zur Störung des Herzrhythmus führt; „Herzstolpern"

extrazerebral: Außerhalb des Gehirns

facialis: Zum Gesicht gehörend

Fazialisparese: Lähmung des Gesichtsmuskels

femoral: Das Bein betreffend

Fibrin: Bei der Blutgerinnung entstehender, faserförmiger Eiweißstoff

Fibrinogen: Gerinnungsfördernder, körpereigener Stoff; Vorstufe des Fibrins

Fibrinolyse: (Natürliche oder therapeutische) Auflösung von Fibringerinnseln

Frontalhirn: Stirnhirn

Gangataxie: Gehunsicherheit durch eine gestörte Muskelkoordination

Ganglienzellen: Zellen des Nervengewebes

Gehirn(arterio)sklerose: Arteriosklerose der Gehirnarterien

Geriatrie: Altersheilkunde

Gerinnungsinhibitor: Substanz, die die Blutgerinnung hemmt

Gesichtsfeld: Sehbereich der Augen bei gleich bleibender Kopfhaltung

Glukose: Traubenzucker; Energielieferant

Grenzzoneninfarkt: Hirninfarkt im Grenzbereich der Versorgungsgebiete zweier Arterien

Großhirn: Größter Teil des Gehirns

Grundpflege: Allgemeine Pflege, die sich auf die menschlichen Grundbedürfnisse und die Aktivitäten des alltäglichen Lebens bezieht (Körperpflege und -hygiene, Hilfe bei der Bewegung, Ernährung)

Hämatokrit: Anteil der festen Bestandteile im Blut

Hämatom: Blutung

Hämodilution: Blutverdünnung

hämodynamisch: Durch (verminderten) Blutfluss bedingt

Hämoglobin: Roter Blutfarbstoff

Hämorrhagie: Einblutung

hauswirtschaftliche Versorgung: Teilbereich der ambulanten Pflege, dient der Aufrechterhaltung des privaten Haushaltes (unter anderem Einkauf, Zubereitung von Mahlzeiten, Putzen)

Heimlich-Griff: Spezieller Griff zur Erhöhung des Drucks im Brustraum, um Verschlucktes wieder aus der Luftröhre zu bringen (bei Erstickungsgefahr) *hemi-:* halbseitig

Hemianästhesie: Gefühllosigkeit auf einer Körperhälfte

Hemianopsie: Halbseitenblindheit

Hemiparese: Halbseitenschwächung; leichte Halbseitenlähmung

Hemiplegie: Lähmung einer Körperhälfte; Halbseitenlähmung

Hemisphäre: Hälfte, z.B. eine Großhirnhälfte

Heparin: Körpereigene oder chemisch hergestellte Substanz, die die Blutgerinnung hemmt. Wird bei bettlägerigen Patienten niedrigdosiert als „Bauchspritze" zur Vermeidung von Beinvenenthrombosen eingesetzt; bei einem Schlaganfall auch, um einen drohenden Verschluss der Kopfschlagader vorzubeugen (als Infusion)

Herd: Begrenzter räumlicher Bezirk einer krankhaften Störung

Herzembolie: Verschlepptes Blutgerinnsel im Herzen

Herzfrequenz: Zahl der Herzschläge pro Minute

Herzinsuffizienz: Minderleistung des Herzens; Nachlassen der Pumpkraft

Hirnembolie: Vom Herzen oder der Halsschlagader weiter geleitete Blutgerinnsel, die in den Hirnkreislauf gelangen

Hirnödem: Wassereinlagerung in den Gewebespalten des Gehirns

Hirnrinde: An der Gehirnoberfläche liegend, Sitz „höherer" geistiger Funktionen

Hirnstamm: Verbindung zwischen Großhirn und Rückenmark, durch die alle Informationen vom Gehirn in den Körper und umgekehrt laufen; Sitz wichtiger Funktionen wie Regulierung der Atmung, Herztätigkeit, Körpertemperatur. Schädigungen des Hirnstamms durch einen Schlaganfall verlaufen oft tödlich.

homonyme Hemianopsie: Gesichtsfeldausfall nach einer Seite auf beiden Augen

Hypästhesie: Verminderte Empfindlichkeit für Sinnesreize

Hypalgesie: Vermindertes Schmerzempfinden

Hypercholesterinämie: Erhöhter Cholesteringehalt im Blut

Hyperlipidämie: Erhöhte Blutfettwerte

hypertensive Enzephalopathie: Funktionsstörung des Gehirns durch zeitweise oder dauernd stark erhöhten Blutdruck

Hypertonie: Bluthochdruck

Hypoglykämie: Unterzuckerung; zu niedriger Blutzucker. Kann zu schlaganfallähnlichen Symptomen führen

Hypotonie: Niedriger Blutdruck

Hypoxie: Sauerstoffmangel

Impotenz: Unfähigkeit, den Geschlechtsverkehr zu vollziehen, körperlich oder psychisch bedingt

Indikation: Heilanzeige; Grund zur Durchführung einer Untersuchung oder Behandlung

Infarkt: Absterben von Gewebe oder Organteilen als Folge einer Unterbrechung der Blutzufuhr

Infektion: Entzündung

Infusion: Langsames Einfließen von Flüssigkeiten in eine Vene; „Tropf"

Inkontinenz: Unkontrollierbare Ausscheidung von Urin und Stuhl

Insuffizienz: Mangelhafte Leistung (von Organen)

Insult: Anderes Wort für eine Minderdurchblutung des Gehirns

intermittierend: zeitweilig aussetzend

intraarteriell: In den Arterien

intrakraniell: Innerhalb des Schädels

intravenös: In Venen

intrazerebral: Innerhalb des Gehirns

irreversibel: Nicht rückbildungsfähig

I.R.-Wert: Genormte Maßeinheit zur Bestimmung der Blutgerinnung (siehe auch Quickwert)

Ischämie: Verringerung der Durchblutung oder Blutleere einzelner Organe oder Organteile durch mangelnde Blutzufuhr; Mangeldurchblutung

K*alziumantagonisten:* Medikamente, die den Einstrom von Kalziumionen in das Zellinnere verhindern

Kapillare: Haarfeine Blutgefäße

kardial: Das Herz betreffend

kardiologisch: Herz und Kreislauf betreffend

kardiovaskulär: Herz und Blutgefäße betreffend

Karotis: Halsschlagader

Katheter: Dünner Schlauch

Kernspintomographie: Computergestütztes Untersuchungsverfahren, bei dem durch ein Magnetfeld Schichtbilder z.B. vom Gehirn in jeder beliebigen Ebene erstellt werden können (manchmal auch Magnetresonanztomographie genannt)

Kinking: Knickbildung in einem Blutgefäß

Kleinhirn: Im Hinterkopf liegender Hirnteil, vor allem für die Abstimmung von Bewegungen zuständig

Klistier: Darmeinlauf zum Abführen

kognitiv: Das Denken und Erkennen betreffend

kollateral: An der Seite, daneben liegend

Koma: Tiefe Bewusstlosigkeit

Kontraindikation: Gegenanzeige; Nichtanwendbarkeit

Kontraktur: Versteifung, z.B. eines Gelenkes

kontralateral: Die Gegenseite betreffend

Kontrastmittel: Flüssigkeit zur besseren Darstellung oder Auflösung bei bildgebenden Untersuchungsverfahren

Kortex: Hirnrinde

kranial: Den Schädel betreffend

Läsion: Nicht näher bezeichnete Störung einer Gewebestruktur

lakunärer Hirninfarkt: Kleine, nebeneinander liegende Hirninfarkte oder -ischämien

latent: verborgen; symptomlos

Leukozyten: Weiße Blutkörperchen

Libido: Verlangen und Begehren nach sexueller Befriedigung; Geschlechtstrieb

Lipide: Blutfette (z.B. Cholesterin und Triglyzeride)

Liquor: Flüssigkeit in den Hohlräumen von Gehirn und Rückenmark; „Nervenwasser"

Locked-in-Syndrom: Unfähigkeit zu sprechen oder sich zu bewegen bei völliger Wachheit und Bewusstseinsklarheit, nur die Augenlider können sich bewegen; schwerste Form eines Hirnstamminfarktes

Logopädie: Sprach- und Sprechheilkunde; Teilbereich der Rehabilitation zur Behandlung von Sprachstörungen nach einem Schlaganfall (Aphasie)

lokal: örtlich

Lumbalpunktion: Einnahme von Liquor aus dem Rückenmarkskanal

Lungenembolie: Embolie in die Lunge, meist von einer Thrombose in den Beinvenen ausgehend

Lymphozyten: Weiße Blutkörperchen; Teil des Immunsystem

Lyse: Auflösung, z.B. eines Blutgerinnsels

Magnetresonanztomographie: siehe Kernspintomographie

Malazie: Krankhafte Erweichung (eines Gewebes oder Organs)

Malformation: Fehlbildung, z.B. von Gefäßen

maligne: bösartig

MDK: Medizinischer Dienst der Krankenkasse, der das Gutachten zur Einteilung eines Schlaganfallpatienten in eine der drei Pflegestufen erstellt

Mediainfarkt: Hirninfarkt im Bereich der mittleren Hirnarterie

Meningen: Hirn- und Rückenmarkshäute

Meningitis: Hirnhautentzündung

Metabolismus: Stoffwechsel

Mikroangiopathie: Verengungen in kleinen Arterien

Mobilität: Beweglichkeit

Monoparese: Teilweise oder vollständige Lähmung nur einer Gliedmaße

Morbidität: Erkrankungsrate; Häufigkeit einer Krankheit pro bestimmter Bevölkerungszahl in einer bestimmten Zeitspanne

morphologisch: Das Gewebe betreffend

Mortalität: Sterblichkeitsrate; Sterblichkeit an einer Krankheit bei einer bestimmten Bevölkerungszahl in einer bestimmten Zeitspanne

Motilität: Unwillkürliche Bewegungsvorgänge

motorisch: Die aktive Bewegung betreffend

Moyamoya-Krankheit: Bei Kindern und Jugendlichen in Japan, selten auch in Europa auftretende Krankheit, bei der die Halsschlagadern verschlossen sind, das Gehirn über netzartige, feinste kollaterale Blutgefäße versorgt wird

Multi-Infarkt-Demenz: Massiver geistiger Abbauprozess (mit Leistungsminderung und Persönlichkeitsänderungen) durch viele kleinere Schlaganfälle

Muskelrelaxanzien: Medikamente, die eine vermehrte Muskelspannung herabsetzen

Muskeltonus: Muskelspannung

Myelon: Rückenmark

Myokardinfarkt: Herz(muskel)infarkt

Neglect: Wahrnehmungsstörung, die Unaufmerksamkeit und Vernachlässigung zur Folge hat (meist gegenüber einer Körperseite)

Nekrose: Lokales Absterben von Gewebeteilchen, z.B. durch Sauerstoffmangel

Neurolinguistik: Untersuchung zentraler Sprach- und Sprechstörungen

Neuron: Nervenzelle

Neuropathologie: Lehre von der Zusammensetzung und Funktion des Hirngewebes

Neurophysiologie: Lehre vom Zusammenspiel des Nervengewebes und der Organe

Neuropsychologie: Lehre von den „normalen" und den krankhaften psychologischen Vorgängen im Nervensystem

Neuroradiologie: Lehre von der Darstellung des Nervensystems mit bildgebenden Verfahren (z.B. Computertomographie)

neurovaskulär: Nerven- und Gefäßsystem betreffend

Nootropika: Medikamente, die den Stoffwechsel der Nervenzellen günstig beeinflussen sollen

Nystagmus: Augenzittern

Obstruktion: Verschluss, z.B. eines Gefäßes

Ödem: Flüssigkeitseinlagerung in Zellen oder Zellzwischenräumen

okulär: Das Auge betreffend

okzipital: Am Hinterkopf gelegen

Optikus: Sehnerv

Parästhesie: Fehlempfindung, z.B. an der Haut („Kribbeln", „Pelzigsein")

Paralyse: Völlige Lähmung; totaler Verlust der Muskelkraft

Paraparese: Schwäche oder leichte Lähmungen in beiden Beinen

Paraphasie: Leichte Sprachstörung, z.B. mit Verwechslung von Wörtern, Silben oder Buchstaben

Paraplegie: Völlige Lähmung beider Beine

Parese: Teillähmung; Schwäche der Muskulatur

parietal: Am Scheitel gelegen

paroxysmal: Anfallsartig

Pathogenese: Entstehung von Krankheiten

pathologisch: Krankhaft

Penumbra: Hirngewebe, das am Rande des Hirninfarktes zwar minderdurchblutet, jedoch nicht unwiderruflich geschädigt wird; „Halbschatten"

Perimetrie: Gesichtsfelduntersuchung

peripher: Außen, am Rand

persistent: Fortbestehend

Pflegegeld: Geldleistung der Pflegeversicherung für Betroffene, die in eine der drei Pflegestufen eingeteilt wurden

Pflegekasse: Teilbereich der Krankenkasse, die sich mit den Leistungen der Pflegeversicherung befasst

Pflege-Sach-Leistungen: Kostenübernahme durch die Pflegekasse für einen häuslichen Pflegedienst

Pflegestufe: Vom Ausmaß der Pflegebedürftigkeit abhängige Einteilung innerhalb der Pflegeversicherung (von I–III), die den Leistungsumfang bestimmt

Phlebitis: Venenentzündung

Phlebothrombose: Venenthrombose

Physiologie: Lehre von den normalen Köpervorgängen

Plaque: Ablagerungen, z.B. an der Gefäßinnenwand

Plegie: Völlige Lähmung, totaler Verlust der Muskelkraft

Polyzythämie: Starke Vermehrung der roten Blutkörperchen

Posteriorinfarkt: Hirninfarkt im Bereich der hinteren Gehirnarterie

Prävalenz: Anzahl von Fällen einer bestimmten Krankheit zu einem bestimmten Zeitpunkt bei einer bestimmten Zahl von Menschen (z.B. Schlaganfälle pro 100 000 Einwohner am 1.1.1998)

Prävention: Vorbeugung

PRIND: Abkürzung für prolongiertes reversibles ischämisches neurologisches Defizit; Durchblutungsstörung, die länger als einen Tag andauert, ohne bleibende Folgeschäden zu hinterlassen. Manchmal auch als RIND bezeichnet

progredient: Zunehmend; fortschreitend

Prophylaxe: Vorsorge

Protein: Eiweiß

proximal: Näher zur Körpermitte liegend

Psychopharmaka: Medikament zur Beeinflussung psychischer Veränderungen

psychosomatisch: Wechselwirkungen zwischen Körper und Seele betreffend

Punktion: Einstich mit einer Nadel zur Entnahme von Flüssigkeit oder Gewebe

Pyramidenbahnen: Nervenbahnen vom „Kommandozentrum" in der Hirnrinde zum Rückenmark, die sich kreuzen; zuständig für die Bewegung

Pyramidenbahnzeichen: Krankheitszeichen bei Schädigungen der Pyramidenbahnen (z.B. veränderte Mundreflexe)

Quickwert: Laborwert zur Bestimmung der Blutgerinnung; Normalbereich bei Gesunden: 70–100%, bei so genannten „low-dose marcumisierten" Menschen 30–35%, bei streng eingestellten 20–25%

Ramus: Ast, z.B. eines Gefäßes

rCBF: Messung der Durchblutung bestimmter Hirnregionen (Abkürzung für Regional Cerebral Blood Flow)

Reflex: Unwillkürliche, gesetzmäßig ablaufende Antwort auf einen bestimmten Reiz

Rehabilitation: Maßnahmen zur Wiederherstellung der körperlichen und geistigen Leistungsfähigkeit; Wiedereingliederung

Remission: Rückbildung von Krankheitszeichen

Restitution: Wiederherstellung gestörter Funktionen

Revaskularisation: Wiederdurchgängigmachen eines verengten oder verschlossenen Gefäßes

reversibel: Rückbildungsfähig

Rezidiv: Rückfall

Rheologie: Lehre von den Fließ- und Strömungseigenschaften des Blutes

RIND: siehe PRIND

Risikofaktor: Faktoren, die die Entstehung einer Krankheit fördern oder eine Gefährdung anzeigen

Romberg-Versuch: Prüfung des Gleichgewichtssinnes durch Stehen mit dicht nebeneinanderstehenden Füßen und geschlossenen Augen

rt-PA: Im Labor hergestelltes Enzym, das bei der Lysetherapie eingesetzt wird (Abkürzung für Recombinant Tissue Plasminogen Activator)

SAB: Abkürzung für Subarachnoidalblutung

Scan: Rechnergestützte Aufnahme, z.B. bei der B-Scan-Sonographie

schlaffe Lähmung: Lähmung durch stark reduzierte Muskelspannung

Schulter-Hand-Syndrom: Bei vielen Schlaganfallpatienten vorkommende, schmerzhafte Störung am gelähmten Schultergelenk, Arm und Hand mit unklaren Ursachen

117

Sedierung: Beruhigung, meist durch Medikamente

sensorisch: Die Sinnesaufnahme betreffend

Sinus: Großer, venöser Blutleiter im Kopf

Sklerose: Krankhafte Verhärtung von Gewebe (z.B. auch von Blutgefäßen)

Skotom: Kleiner Gesichtsfeldausfall; „blinder Fleck"

Sonographie: Ultraschalluntersuchung

Spasmus: Krampfartig erhöhte Spannung z.B. der Muskulatur oder eines Gefäßes

Spastizität: Spannungszustand des Muskels

SPECT: Spezielles bildgebendes Untersuchungsverfahren, das mit Gammastrahlen und rotierenden Kameraköpfen arbeitet (Abk. für Single Photon Emissions Computer Tomography)

spinal: Zum Rückenmark gehörend

Spitzfußstellung: Fehlstellung des gelähmten Fußes als Folge einer falschen Lagerung des Patienten

Stammganglien: Nervenzellenansammlung im Hirnstamm; beteiligt an der Steuerung von Bewegungen

Standataxie: Unsicherheit beim Stehen

Steal-Syndrom: Durchblutungsstörung, bei der ein durchblutungsgestörter Körperabschnitt durch Anzapfen eines anderen arteriellen Versorgungsbereiches versorgt wird

Stenose: Verengung, z.B. eines Blutgefäßes, an einer bestimmten Stelle

Streptokinase: Substanz zur Lysetherapie

Stroke Unit: Speziell auf die Bedürfnisse von Schlaganfallpatienten eingerichtete Notfalleinheit (meist in einer Klinik)

Subarachnoidalblutung: Schlaganfallursache; Blutung in den Raum zwischen der Arachnoidea und harter Hirnhaut, meist aufgrund eines geplatzten Aneurysmas

Symptom: Krankheitszeichen

Synapse: Schaltstelle zwischen zwei Nervenzellen zur Weiterleitung von Erregungen

Syndets: Flüssige, waschaktive Lotionen

Syndrom: Charakteristische Verknüpfung mehrerer Krankheitszeichen, die einem bestimmten Krankheitsbild entspricht

Synkope: Kurzzeitige Bewusstlosigkeit, z.B. als Folge einer Minderdurchblutung des Gehirns

systemisch: Den ganzen Körper betreffend

Systole: Rhythmisches Zusammenziehen z.B. der Herzmuskulatur

Szintigraphie: Darstellung der Aktivität von radioaktiven Stoffen, die zur Gewebeuntersuchung in den Körper gegeben wurden

Tachykardie: Beschleunigter Herzschlag (über 100 Schläge pro Minute)

Takayasu-Krankheit: Entzündliche Gefäßkrankheit, die vor allem bei jüngeren Frauen auftritt

temporär: Vorübergehend

temporal: An der Schläfe gelegen

Tetraparese: Teillähmung aller vier Gliedmaßen

Tetraplegie: Völlige Lähmung aller vier Gliedmaßen

therapeutisches Fenster: Zeitspanne, die nach dem Schlaganfall für eine Erfolg versprechende Behandlung zur Verfügung steht

thromboembolisch: Durch eine Kombination von Thrombose und Embolie ausgelöst

Thrombolyse: Auflösung eines Thrombus

Thrombose: Erkrankung durch Blutgerinnsel (Thromben)

Thrombozyten: Blutplättchen, die maßgeblich an der Gerinnung mitwirken

Thrombozytenaggregationshemmer: Medikamente, die das Verklumpen der Thrombozyten untereinander hemmen

Thrombus: Blutgerinnsel im Herz oder in einem Gefäß, häufig an geschädigten, arteriosklerotisch veränderten Stellen (Mehrzahl: Thromben)

TIA: Abkürzung für transitorische ischämische Attacke; Neurologische Störung, die auf eine vorübergende

Mangeldurchblutung des Gehirns zurückzuführen ist und höchstens 24 Stunden anhält

Ticlopidin: Medikament, das als Thrombozytenaggregationshemmer eingesetzt wird

Tomographie: Schichtweise Darstellung

Tonus: Spannung, z.B. der Muskulatur

transitorische ischämische Attacke: siehe TIA

transkranielle Dopplersonographie: Ultraschalluntersuchung von Gehirnarterien durch den Schädelknochen

Trauma: Verletzung; Schock; Unfall

Triglyzeride: Bestandteil der Blutfette

Ulkus: Geschwür

Ultraschall: Nicht hörbarer Schall, der in der Medizin hauptsächlich zu Untersuchungszwecken eingesetzt wird

Ultraschallkardiographie: Untersuchung des Herzens (Zustand und Beweglichkeit) mit Ultraschall

Urokinase: Substanz zur Lysetherapie

vaskulär: Die Gefäße betreffend

Vasodilatation: Gefäßerweiterung

Vegetatives Nervensystem: Autonomes Nervensystem, das die unwillkürlichen Funktionen (z.B. Atmung, Verdauung) steuert

Vene: Zum Herz ziehendes Blutgefäß

Ventrikel: Hohlraum in Organen, z.B. Herzkammern

Verkalkung: siehe Arteriosklerose

Vertigo: Schwindel

Vigilanz: Wachsamkeit; „Bewusstseins-helle"

Viskosität: Zähflüssigkeit

Visus: Sehleistung; Sehschärfe

Vorhofflimmern: Herzrhythmus-störung, bei der die Vorhöfe unabhän-gig von den Herzkammern sehr schnell schlagen; gilt als Risikofaktor für einen Schlaganfall

Vorhofmyxom: Geschwulst in den Herzvorhöfen

W*ernicke Aphasie:* Sensorische Aphasie (das Sprachverständnis betreffend)

Wernicke-Mann'scher-Gang: Typische, krankhafte Ganghaltung nach einem Schlaganfall (spastische Beugung des gelähmten Armes und Streckstellung des gelähmten Beines)

Z*entralnervensystem:* Gehirn, Rücken-mark und Sehnerven

Hilfreiche Adressen

Stiftung Deutsche Schlaganfall-Hilfe
Carl-Bertelsmann-Str. 256
33311 Gütersloh
Telefon: 0 52 41/97 70–0
Telefax: 0 52 41/70 20 71
(Broschüren, Zeitschriften, Adressen von Rehabilitationskliniken für Schlaganfallpatienten und Selbsthilfe-gruppen)

Bundesverband für die Rehabilitation der Aphasiker e.V.
Robert-Koch-Str. 34–36
97080 Würzburg
Telefon: 09 31/2 99 75-0
Telefax: 09 31/2 99 75-29
(Broschüren, Zeitschriften, Beratung, Seminare für Aphasiker und ihre Angehörigen, Adressen von Selbst-hilfegruppen)

Bundesarbeitsgemeinschaft Hilfe für Behinderte e.V.
Kirchfeldstr. 149
40215 Düsseldorf
Telefon: 02 11/31 00 60
Telefax: 02 11/3 10 06 48
(Broschüren, Zeitschriften, Adressen von Rehabilitationskliniken, Informa-tionen zu Thema Behinderung, Reha-bilitation und Sozialrecht)

Bundesarbeitsgemeinschaft für Rehabilitation
Walter-Kolb-Str. 9–11
60594 Frankfurt (Main)
Telefon: 0 69/60 50 18–0
Telefax: 0 69/ 60 50 18 29
(Broschüren, Informationen zum Thema Rehabilitation)

Bürgertelefon des Bundesministeriums für Arbeit und Sozialordnung von Montag bis Donnerstag, 8 bis 20 Uhr (kostenlos) 01 30/62 80 Fragen zum Thema Rente 0130/62 81 Fragen zum Thema Pflegeversicherung

Informationen rund ums Thema häusliche Krankenpflege erhalten Sie unter anderem bei den **Wohlfahrtsverbänden**. Hier die Adressen der Bundesverbände (die örtlichen Anschriften finden Sie im Telefonbuch).

Arbeiterwohlfahrt Bundesverband e.V. Oppelner Str. 130 53119 Bonn Telefon: 02 28/6 68 50

Deutscher Caritasverband e.V. Karlstr. 40 79104 Freiburg Telefon: 07 61/200–0

Deutsches Rotes Kreuz e.V. Friedrich-Ebert-Allee 71 53113 Bonn Telefon: 02 28/5 41–0

Diakonisches Werk der EKD e.V. Stafflenbergstr. 76 70184 Stuttgart Telefon: 07 11/21 59–0

Deutscher Paritätischer Wohlfahrtsverband Gesamtverband e.V. Heinrich-Hoffmann-Str. 3 60528 Frankfurt (Main) Telefon: 0 69/67 06–0

Zentralwohlfahrtsstelle der Juden in Deutschland e.V. Hebelstr. 6 60318 Frankfurt (Main) Telefon: 0 69/94 43 71–0

Österreich
Forum Gesundes Österreich Ausstellungsstr. 44 1020 Wien Telefon: 01/7 26 02 60 Telefax: 01/7 26 02 60 20 (Adressen von Selbsthilfegruppen und regionalen Behindertenverbänden)

Schweiz
FRAGILE Suisse Schweizerische Vereinigung für hirnverletzte Menschen Beckenhofstr. 70 8006 Zürich Telefon: 01/3 60 30 60 Telefax: 01/3 60 30 66 (Informationen u.a. zum Thema Schlaganfall)

Schweizerische Arbeitsgemeinschaft für Aphasie Zähringer Str. 19 6003 Luzern Telefon: 0 41/2 40 05 83 Telefax: 0 41/2 40 07 54 (Informationen für Aphasiker und ihre Angehörigen)

Literaturhinweise

Schlaganfall

Bücher:

Franz Aichner, Eduard Holzer (Hrsg.): „Schlaganfall" (Springer Verlag, Wien 1996)

Ingo Füsgen: „Schlaganfall" (MMV Medizin Verlag, München 1995)

Margaret Johnstone: „Der Schlaganfall-Patient, Grundlagen der Rehabilitation" (Gustav Fischer Verlag, Stuttgart 1992)

Günter Krämer: „Dem Schlaganfall vorbeugen" (TRIAS Verlag, Stuttgart 1997)

Luise Lutz: „ Das Schweigen verstehen – über Aphasie" (Springer Verlag, Berlin 1996)

Horst-Christian Mäurer, René Mäurer: „Der Schlaganfall" (TRIAS Verlag, Stuttgart 1991)

Karl-Heinz Mauritz: „Rehabilitation nach Schlaganfall" (Verlag W. Kohlhammer, Stuttgart 1994)

Dieter Soyka: „Schlaganfall" (Gustav Fischer Verlag, Stuttgart 1995)

Broschüren:

„Vorbeugen – behandeln – rehabilitieren. Schlaganfall" zu beziehen über die Stiftung Deutsche Schlaganfall-Hilfe (Adresse siehe oben)

„Schlaganfall. Aktivierende häusliche Pflege durch Angehörige, Hilfsmittelversorgung im Alltag" zu beziehen über das Bundesministerium für Gesundheit, Referat Öffentlichkeitsarbeit, 53108 Bonn

„Schlaganfall. Wegweiser für Betroffene und Angehörige" mit vielen regionalen Tipps, zu beziehen über die Stiftung Deutsche Schlaganfall-Hilfe (Adresse siehe oben).
Bislang erschienen: Bielefeld, Gütersloh, Lübeck, Aschaffenburg, Frankfurt/Oder, Kreis Herfurt, Minden-Lübbecke, Essen, Hameln/Pyrmont

„Kommunikation zwischen Partnern – Aphasie", zu beziehen über die Bundesarbeitsgemeinschaft Hilfe für Behinderte e.V. (Adresse siehe oben).

Pflege zu Hause

Bücher:

Stefan Hof: „Krankenpflege zu Hause"
(FALKEN Verlag, Niedernhausen (Ts.)
1995)

Liliane Juchli: „Pflege" (Georg Thieme
Verlag, Stuttgart 1997)

Hildegard Röthel: „Die Pflege zu
Hause" (Ehrenwirth Verlag, München
1993)

Alfred Vogel, Georg Wodraschke:
„Hauskrankenpflege" (TRIAS Verlag,
Stuttgart 1994)

Broschüren:

„Wieder zu Hause"
Anleitung zur häuslichen Pflege und
Rehabilitation für Patienten mit neuro-
logischen Erkrankungen und deren
Angehörige. Zu beziehen über die
Stiftung Deutsche Schlaganfall-Hilfe
(Adresse siehe oben)

„Pflegen Zuhause – Ratgeber für die
häusliche Pflege"
„Die Pflegeversicherung"
„Pflegeversicherungsgesetz"
„Rente für Pflege, Rentenversicherung
der Pflegeperson"

Alle zu beziehen über das Bundesministerium für Arbeit und Sozialordnung, Broschürenstelle,
Postfach 14 02 80, 53107 Bonn oder
telefonisch unter 02 28/5 27 11 11

Behinderung und Rehabilitation

Broschüren:

„Ratgeber für Behinderte"
„Die Rente"
„Medizinische Einrichtungen –
Einrichtungen der medizinisch-
beruflichen Rehabilitation"
Alle zu beziehen über das Bundes-
ministerium für Arbeit und Sozial-
ordnung, Broschürenstelle,
Postfach 14 02 80, 53107 Bonn oder
telefonisch unter 02 28/5 27 11 11

„Arbeitshilfen für die Rehabilitation
von Schlaganfallpatienten"
„Wegweiser Eingliederung von Behinderten in Arbeit, Beruf und Gesell-
schaft"
Beide zu beziehen über die Bundesarbeitsgemeinschaft für Rehabilitation
(gegen kleine Schutzgebühr, Adresse
siehe oben)
„Die Rechte behinderter Menschen
und ihrer Angehörigen", zu beziehen
über die Bundesarbeitsgemeinschaft
Hilfe für Behinderte e.V.

Register

Im FALKEN Verlag sind zahlreiche Titel zum Thema „Medizin" erschienen.
Überall da, wo es Bücher gibt.

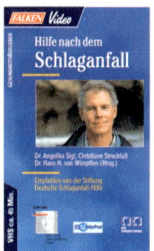

Beachten Sie bitte das ebenfalls über den Buchhandel erhältliche Video „Hilfe nach dem Schlaganfall" (Nr. 6261, Spieldauer ca. 45 Minuten, in Farbe)

Dieses Buch wurde auf chlorfrei gebleichtem
und säurefreiem Papier gedruckt.

Der Text dieses Buches entspricht den Regeln der neuen
deutschen Rechtschreibung.

ISBN 3 8068 1989-0

© 1998 by FALKEN Verlag, 65527 Niedernhausen/Ts.
Die Verwertung der Texte und Bilder, auch auszugsweise, ist ohne Zustimmung des Verlags urheberrechtswidrig und strafbar. Dies gilt auch für Vervielfältigungen, Übersetzungen, Mikroverfilmung und für die Verarbeitung mit elektronischen Systemen.

Umschlaggestaltung: Elisabeth Berthauer
Layout: Hartmut Steinebrunner, Frankfurt/M.
Redaktion: Herbert Habicht
Herstellung: Harald Kraft
Titelbild: BAVARIA, Gauting
Foto Umschlagrückseite: Studio Team, W. Zöltsch, Langen
Fotos: BAVARIA, Gauting: S. 9 (Theissen), 16; **IFA-Bilderteam**, München: S. 32 (Diaf); **Look**, München: S. 1, 104 (Seer); **Okapia**, Frankfurt/Main: S. 98 (Nettis); **WDV Wirtschaftsdienst**, Bad Homburg: S. 22 (Schmerl), 40 (Toncar), 67 (Rüttger)
Zeichnung: G. Scholz, Dornburg

Die Ratschläge in diesem Buch sind von den Autoren und vom Verlag sorgfältig erwogen und geprüft, dennoch kann eine Garantie nicht übernommen werden. Eine Haftung der Autoren bzw. des Verlags und seiner Beauftragten für Personen-, Sach- und Vermögensschäden ist ausgeschlossen.

Satz: Raasch & Partner GmbH, Neu-Isenburg
Druck: Ludwig Auer GmbH, Donauwörth

817 2635 4453 6271